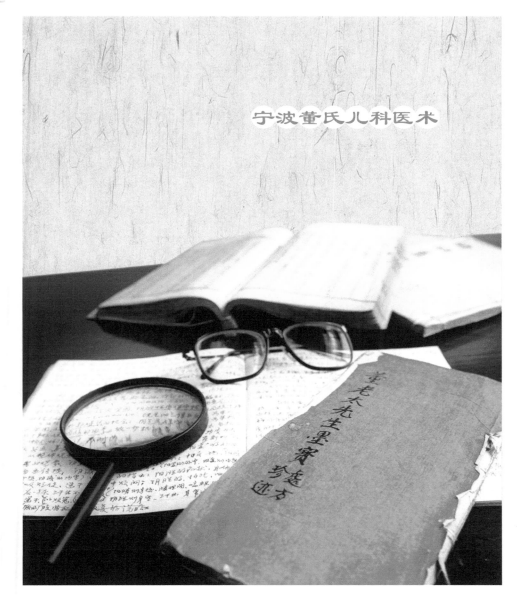
宁波董氏儿科医术

宁波董氏儿科医术

总主编 褚子育

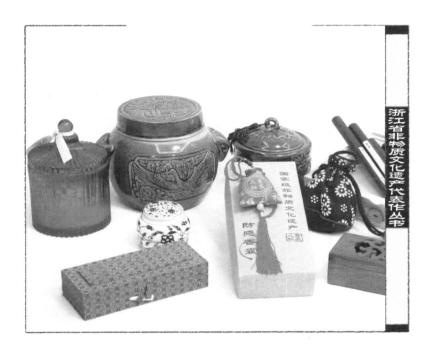

浙江省非物质文化遗产代表作丛书

浙江摄影出版社

董幼祺 董继业 编著

总 序

中共浙江省委书记
浙江省人大常委会主任 车俊

非物质文化遗产是一个民族的精神印记，是一个地方的文化瑰宝。浙江作为中华文明的重要发祥地，在悠久的历史长河中孕育了璀璨夺目、蔚为壮观的非物质文化遗产。隆重恢弘的轩辕祭典、大禹祭典、南孔祭典等，见证了浙江民俗的源远流长；引人入胜的白蛇传传说、梁祝传说、西施传说、济公传说等，展示了浙江民间文学的价值底蕴；婉转动听的越剧、绍剧、瓯剧、高腔、乱弹等，彰显了浙江传统戏剧的独特魅力；闻名遐迩的龙泉青瓷、绍兴黄酒、金华火腿、湖笔等，折射了浙江传统技艺的高超精湛……这些非物质文化遗产，鲜活而生动地记录了浙江人民的文化创造和精神追求。

习近平总书记在浙江工作期间，高度重视文化建设。他在"八八战略"重大决策部署中，明确提出要"进一步发挥浙江的人文优势，积极推进科教兴省、人才强省，加快建设文化大省"，亲自部署推动一系列传统文化保护利用的重点工作和重大工程，并先后6次对非物质文化遗产保护作出重要批示，为浙江文化的传承和复兴注入了时代活力、奠定了坚实基础。历届浙江省委坚定不移沿着习近平总书记指引的路子走下去，坚持一张蓝图绘到底，一年接着一年干，推动全省文化建设实现了从量的积累向质的飞跃，在打造全国非物质文化遗产保护高地上迈出了坚实的步伐。已经公布的四批国家级非物质文化遗产名录中，浙江以总数217项蝉联"四连冠"，这是文化浙江建设结出的又一硕果。

历史在赓续中前进，文化在传承中发展。党的十八大以来，习近平总书记站在建设社会主义文化强国的战略高度，对弘扬中华优秀传统文化作出一系列深刻阐述和重大部署，特别是在十九大报告中明确要求，加强文物保护利用和文化遗产保护传承。这些都为新时代非物质文化遗产保护工作指明了前进方向。我们要以更加强烈的文化自觉，进一步深入挖掘浙江非物质文化遗产所蕴含的思想观念、人文精神、道德规范，结合时代要求加以创造性转化、实现创新性发展，努力使优秀传统文化活起来、传下去，不断满足浙江人民的精神文化需求、丰富浙江人民的精神家园。我们要以更加坚定的文化自信，进一步加强对外文化交流互鉴，积极推动浙江的非物质文化遗产走出国门、走向世界，讲好浙江非遗故事，发出中华文明强音，让世界借由非物质文化遗产这个窗口更全面地认识浙江、更真实地读懂中国。

现在摆在大家面前的这套丛书，深入挖掘浙江非物质文化遗产代表作的丰富内涵和传承脉络，是浙江文化研究工程的优秀成果，是浙江重要的"地域文化档案"。从2007年开始启动编撰，到本次第四批30个项目成书，这项历时12年的浩大文化研究工程终于画上了一个圆满句号。我相信，这套丛书将有助于广大读者了解浙江的灿烂文化，也可以为推进文化浙江建设和非物质文化遗产保护提供有益的启发。

前 言

浙江省文化和旅游厅党组书记、厅长 褚子育

　　"东南形胜，三吴都会，钱塘自古繁华。"秀美的河山、悠久的历史、丰厚的人文资源，共同孕育了浙江多彩而又别具特色的文化，在浙江大地上散落了无数的文化瑰宝和遗珠。非物质文化遗产保护工程，在搜集、整理、传播和滋养优秀传统文化中发挥了巨大的作用，浙江也无愧于走在前列的要求。截至目前，浙江共有8个项目列入联合国教科文组织人类非遗代表作名录、2个项目列入急需保护的非遗名录；2006年以来，国务院先后公布了四批国家级非物质文化遗产名录，浙江217个项目上榜，蝉联"四连冠"；此外，浙江还拥有886个省级非遗项目、5905个市级非遗项目、14644个县级非遗项目。这些非物质文化遗产，是浙江历史的生动见证，是浙江文化的重要体现，也是中华优秀传统文化的结晶，华夏文明的瑰宝。

　　如果将每一个"国家级非遗项目"比作一座宝藏，那么您面前的这本"普及读本"，就是探寻和解码宝藏的一把钥匙。这217册读本，分别从自然环境、历史人文、传承谱系、代表人物、典型作品、保护发展等入手，图文并茂，深入浅出，多角度、多层面地揭示浙江优秀传统文化的丰富内涵，展现浙江人民的精神追求，彰显出浙江深厚的文化软实力，堪

称我省非遗保护事业不断向纵深推进的重要标识。

这套丛书，历时12年，凝聚了全省各地文化干部、非遗工作者和乡土专家的心血和汗水：他们奔走于乡间田野，专注于青灯黄卷，记录、整理了大量流失在民间的一手资料。丛书的出版，也得到了各级党政领导，各地文化部门、出版部门等的大力支持！作为该书的总主编，我心怀敬意和感激，在此谨向为这套丛书的编纂出版付出辛勤劳动，给予热情支持的所有同志，表达由衷的谢意！

习近平总书记指出："每一种文明都延续着一个国家和民族的精神血脉，既需要薪火相传、代代守护，更需要与时俱进、勇于创新。"省委书记车俊为丛书撰写了总序，明确要求我们讲好浙江非遗故事，发出中华文明强音，让世界借由非物质文化遗产这个窗口更全面地认识浙江、更真实地读懂中国。

新形势、新任务、新要求，全省文化和旅游工作者能够肩负起这一光荣的使命和担当，进一步推动非遗创造性转化和创新性发展，讲好浙江故事，让历史文化、民俗文化"活起来"；充分利用我省地理风貌多样、文化丰富多彩的优势，保护传承好千百年来文明演化积淀下来的优秀传统文化，进一步激活数量巨大、类型多样、斑斓多姿的文化资源存量，唤醒非物质文化遗产所蕴含的无穷魅力，努力展现"浙江文化"风采，塑造"文化浙江"形象，让浙江的文脉延续兴旺，为奋力推进浙江"两个高水平"建设提供精神动力、智力支持，为践行"'八八战略'再深化，改革开放再出发"注入新的文化活力。

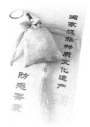

目录

序言 / PREFACE

董氏儿科医术是国家级非物质文化遗产代表性项目、海派中医儿科的主要流派之一，至今已有二百多年历史。董氏儿科起源于浙江省宁波市鄞州区姜山镇董家跳村，此地南濒四明山余脉，北枕纵横阡陌，自古名人辈出。

董氏儿科的学术思想和临床经验深得同人尊重和百姓欢迎，特别是其第四代传人，原上海市中医文献馆馆长、被誉为当代中医儿科泰斗的董廷瑶教授，更是创立了一整套中医儿科理论体系和诊疗方法，并通过其传人和学生不断发扬光大，为我国中医儿科事业作出了贡献。第六代传人董幼祺曾获得第四届中国医师奖、宁波市卫生名医奖，从事中医儿科临床、教学和科研工作四十六年，诊疗一百余万人次，主持和参与多项国家级、省级课题，先后创制有厌食灵、敷脐散、防感香囊等，用以临证治疗，效果明显。

董氏儿科主要有三大特色：一是创立"推理论病，推理论治"的学术思想，提出了"明理、识病、辨证、求因、立法、选方、配伍、适量、知变"的临证九诀，并以此来指导确立儿科的辨证治疗原则；二是用药精细，创立了"轻、巧、简、活、廉、效"的六字要诀，方简效显；三是继承和创新了小儿外治法，丰富了儿科临床的治疗手段。

读此书稿后，深感董氏儿科的学术功力、本书编者之潜心采撷，使我等后学得以窥见一代中医儿科名家之学术风采和辨证思维过程。此书出版，必将恩泽小儿、惠及幼科。

中共宁波市海曙区委常委、宣传部部长

一、概述

董氏儿科是海派中医儿科的主要流派之一，至今已有二百多年历史，门生众多，在中医儿科领域获得了广泛认可。

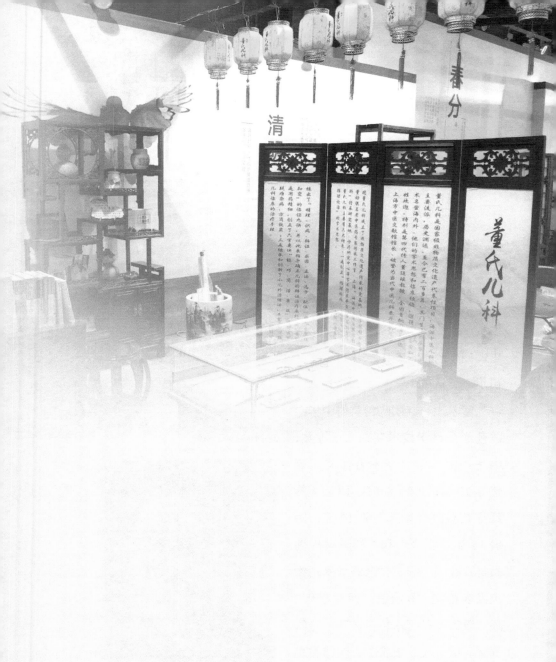

一、概述

董氏儿科是海派中医儿科的主要流派之一，至今已有二百多年历史，门生众多，在中医儿科领域获得了广泛认可。

学术上，其团队曾获得中华中医药学会科学技术奖二、三等奖，中华中医药学会学术著作奖二等奖等 25 项；主编《董氏儿科》《董廷瑶儿科医案精选》等 10 部，协编 16 部专业著作和 5 部国家规划教材；在国家级、省部级学术刊物上发表论文 120 余篇；拥有专利 2 项。董氏儿科医术特色显著，先后创制有厌食灵、敷脐散、防感香囊等，用以临证治疗，效果明显。

临床上，在"推理论病，推

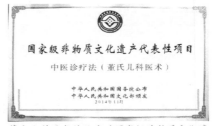

董氏儿科医术被认定为国家级非物质文化遗产代表性项目

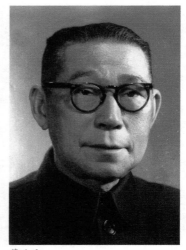

董廷瑶

理论治"思想指导下，董氏儿科擅长治疗各种常见病和疑难杂症，对小儿发热、惊风、急慢性支气管炎、哮喘、急慢性泄泻、急慢性胃炎、肠系膜淋巴结炎、厌食、抽动症、过敏性紫癜、癫痫、川崎病等更是有较高的治愈率。

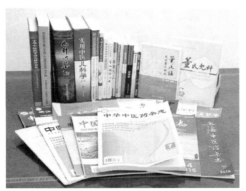

董氏儿科书籍论文

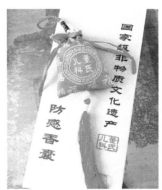

董氏儿科防感香囊

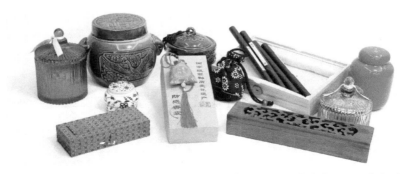

董幼祺主持研究的冬病夏治预防咳喘贴、冬令小儿膏方、金粟丹、金箔镇心丹、厌食灵、敷脐散等

[壹] 人文环境

宁波的中医史与宁波的人文史同步。河姆渡文化证明，早在六七千年前，宁波先民就在开拓生存空间的同时从动物、植物中发掘药物，葫芦籽等出土文物证实了食药同源，中医药进入了萌芽时期。秦始皇一统天下，今宁波之地纳入中央版图，始设鄞、鄮、句章、余姚（一说汉初置）诸县，虽说其规制未必完整，朝廷关注亦非足够，但包括中医药在内的各项事业因人口的逐渐繁庶而次第展开，应在情理之中。

三国时，余姚人虞翻曾是吕蒙的随军医师，是有史记载的宁波首位中医。南朝时，余姚人虞悰擅食疗，著有《食珍录》，鉴于古代食药同源之传统，能专述食录者，当知医药不虚。自唐至今，宁波名医辈出，著述如林。唐代，四明（今浙江宁波）人陈藏器所撰

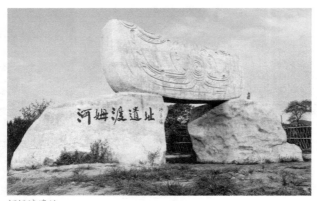

河姆渡遗址

《本草拾遗》是继《新修本草》后唐代具大贡献的民间药物学专著。五代时期，四明（一说雁门，今属山西）人日华子著有《大明本草》（即《日华子诸家本草》）及眼科专著《鸿飞集》。宋元明清有藏中立、滑寿、吕复、王纶、高武、赵献可、高鼓峰、柯琴等名家闻名于世。近现代则有范文虎、吴涵秋、陆银华、董廷瑶等享誉杏林。宁波历代名医中，尚有不少专任宫廷御医、太医者；也有寓居海外惠及当地民众者，如清雍乾年间（1723—1795）鄞县周文楷意外流至菲律宾，声名称巨；更有世家传承、绵延不绝者。

元代学官、鄞县人袁桷在《庆元路医学记》中写道："乡里多名医，皆修谨退让，呐呐然若不胜衣。察脉视色，必原于井谷经络之微眇；调制汤液，必通乎风土之宜。甘辛燥湿，内外相为表里者，悉参取于经传，故其术百不失一。怀疑审问，求正于胜己，无忌悍之谬。道同而气和，相逊以礼，相处以义。"由此，我们可约略看到宁波中医的儒医形象，亦可深切体悟到宁波中医界的和谐局面。宁波的历代中医行医之余勤于著述，有史可循。自唐至今，他们的中医著作蔚为大观，无疑是我国中医典籍的重要组成部分。

宁波是我国的藏书胜地之一（"书藏古今"是宁波城市形象的一个部分），不但历代书楼林立，而且所藏书籍体系淹博、质量上乘。在众多藏家眼里，包括宁波当地中医名家所作在内的中医典籍自是无价珍宝，当悉心收藏。时至今日，以天一阁为代表的宁波诸多藏书楼依旧珍藏着许多珍贵的中医药著作，为后世医家续古沿今、切理长技提供了充足的养分。

宁波又是我国主要外贸港口之一（"港通天下"是宁波城市形象的另一个部分），出口商品中有不少是中药材，而进口商品中也有不少是香料等中药配伍品。清咸丰至民国年间（1851—1949），宁波的中药材行业极为兴盛。当时，宁波的砌街上就有聚兴、懋昌、源长、慎德堂等药行五十余家，北京的同仁堂，上海的童涵春、蔡同德等老字号大都长驻宁波坐庄办货，从业人员达五百多人，采购资金达五百多万银圆。1929年，砌街因中药商铺聚集而改名为药行街，沿用至今。

中华人民共和国成立后，尤其改革开放以来，宁波的中医药事业获得了突飞猛进的发展。各县（市）、区相继建立中医院，无论硬件设施、软件环境还是医师队伍建设都上了一个台阶，其蒸蒸日上之势，堪可欣慰。

[贰] 历史渊源

中医儿科学是中医学的主要组成部分之一，有着悠久的历史。根据我国古代文献记载，远在战国时期，就已有小儿医、婴儿病和婴儿方书。如《史记·扁鹊仓公列传》载："扁鹊名闻天下……入咸阳，闻秦人爱小儿，即为小儿医。"《灵枢·论疾诊尺》和《素问·通评虚实论》均载有婴儿病，《汉书·艺文志》载有妇人婴儿方十九卷，东汉张仲景《金匮要略》中载有小儿疳虫蚀齿方。这些有关儿科学术的记载，或十分简略，或早已佚失，可见隋以前儿科尚未形成独立的学术体系，更谈不上各家学说争鸣。

隋代巢元方《诸病源候论》中记载了 255 候小儿疾病，是较早阐述儿科疾病病因证候的篇卷。唐代孙思邈《千金要方》中首列"少小婴孺方"，是较早记载儿科疾病理法方药的专篇。他以渊博的知识记述了胎儿、婴幼儿的生长发育过程，以及小儿初生拭口、洗浴、哺乳和衣着等保育护理方法，又多验方，建立了儿科学的雏形。从明代《永乐大典》中拾掇排纂、不著姓氏之《颅囟经》是现存最早的儿科专著，一般认为是唐末宋初时的作品，残缺不全，亦无系统的理论。从奠定儿科学术基础言，首推北宋儿科大家钱乙。钱氏《小儿药证直诀》继承了《黄帝内经》《伤寒论》《颅囟经》等北宋以前的医学成就，在儿科临床中实践了四十余年，明确地论述了小儿的生理病理特点、小儿病的诊断辨证、儿科方剂及医案，提出了不少重要论点，具有较高的学术造诣，形成了我国儿科学独特的理论体系。正如《四库全书总目提要》所说："小儿经方，千古罕见，自乙始别为专门，而其书亦为幼科之鼻祖，后人得其绪论，往往有回生之功。"嗣后，儿科学作为一门独立的临床学科而迅速发展，并逐渐形成不同的学派，董氏儿科医术便是其中之一。

二、董氏儿科医术的诊治特色

董氏儿科医术的学术思想主要体现在「推理论病，推理论治」上。在该思想的指导下，董氏儿科医术制定出了临床「证治九要」，即明理、识病、辨证、求因、立法、选方、配伍、适量、知变。

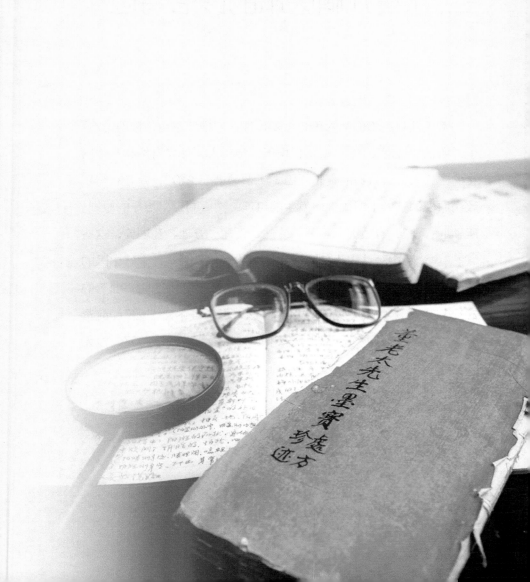

二、董氏儿科医术的诊治特色

[壹]推理论病，推理论治

    董氏儿科医术的学术思想主要体现在"推理论病，推理论治"上。所谓"推理论病"，就是根据天、地、人，外界自然和身体内在的因素来分辨致病的真正原因。所谓"推理论治"，就是在辨别致病原因的基础上明确疾病发生的机理，然后制定出治疗的原则。所谓的"理"，有生理、病理、脉理、舌理、方理、药理等，这些"理"包含了中医认识人体疾病和诊治的规律。因此，学好中医的首要关键是明理，而要做好中医，更要掌握和运用这些"理"的规律与变化，哪怕疾病千变万化，总离不了其中之"理"。前贤有云："医者书不熟则理不明，理不明则识不清，临证游移，漫无

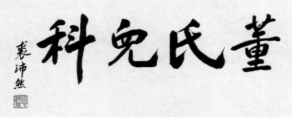

国医大师裘沛然题词

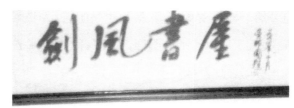

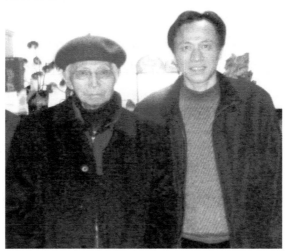

国医大师裘沛然与董幼祺合影

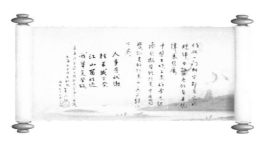

董廷瑶墨宝

定见，药证不合，难以奏效。"张景岳更是明言："凡事不外乎理，
而医之理尤为切。"所以，唯有明理，为医者才能在临床上有辨证
思维，找到正确的治疗方法。

　　从思维与治学的角度分析，运用"推理论病，推理论治"的
辨证思路和治疗方法，第一，必须具备一定的分析研究能力，因
而就要有扎实的基本功。只有具备了较高的中医理论水平，并积
累了一定的临床经验，才能在面对疑难病症时具有较开阔的思路，
进行较活跃的探索，并且作出相应的抉择。显然，选用什么治则
和方剂，做些什么化裁，或者另辟蹊径、创以新方等，都必须依
赖于平时深研博学的基本功夫。所以，学之以理，实践于临床，
反复积累，始能有获。古人有云："求之而后得，为之而后成，积
之而后高，尽之而后圣。"正是反映了这样一个不断学习，不断追
求，厚积薄发，而后出神入化的过程。第二，要有悟性，且能灵
变。中医的典籍文简意奥，即使反复诵读，亦难以完全领会全部
之含义。只有通过临床体会，有了相互印证，理解始能加深，但
仍须勤于思考，善于分析，开动脑筋，活跃思维，这样，遇到疑
难才能触机而颖悟，创新之意识才能应机而生。第三，庄子言：
"知道者必达于理，达于理者必明于权。"荀子亦谓："宗原应变，
曲得其宜。"这就是说，广闻博识，达理而悟，既循规律，复有权
变，才是真正的知与明。第四，要求神似，而不停留于形似。每

一个中医大约都得经过攻读典籍和从师随诊的学习过程，在自己初临证时，难免会按照书本或老师的经验方药照转照抄，机械搬用，这就是所谓的"形似"。但作为一名好的中医，绝不应停留于斯，而是应该逐步领会中医学术体系的精髓和临证制宜的精神实质。也就是说，要对每个病症做到具体分析，在处方选药时，均能因人制宜、因时制宜、因地制宜等，这样的施治就不会再是照搬照抄的形似，而是神似。明确地说，我们吸取前辈与名师的精华，不在于一病一方，而只要学其辨证识病之思路和方法，虽有气候环境等诸多因素使疾病谱不断发生变化，但理既明，病既识，则无愁法药之施也。

在"推理论病，推理论治"的思想指导下，许多儿科疑难之证在临床上得到了解决，如董廷瑶对麻疹重症、逆症运用解毒活血汤，使 1958 年冬上海地区麻疹大流行的死亡率从 10% 降到 0。又如小儿腺病性肺炎，用熊胆、麝香二味药，力专而直达病所，使病人转危为安。

对小儿厌食纳呆，屡用消导理气、健脾运中而难奏效，又肌疏易感者，从调和营卫着手，用桂枝汤，虽属隔二隔三之法，实有奇效。小儿之川崎病，当属温病范畴，且其病机始终在气营之间，故以清营汤为主加减施治，退热甚速，热后益气养阴收功，更可减少其心脏疾患的并发症。凡此种种，都是以"推理论病"

作为指导思想，然后根据正确论治获得效果。临床若能深悟之，必获益匪浅。

[贰] 临证辨治，九点为要

在"推理论病，推理论治"的思想指导下，董氏儿科医术制定出了临床"证治九要"，即明理、识病、辨证、求因、立法、选方、配伍、适量、知变。

一、明理

明理的"理"泛指一切医理、生理、病理、舌理、脉理及病家之心理。

科学的理论是千百万人实践经验的总结，又对实践有极其重要的指导作用，必须通过实践才能检验它是否符合实际。中医学理论是我国劳动人民和古代医家几千年来在防治疾病的实践中所积累的经验总结，内容渊博精湛，是中华民族珍贵的科学文化遗产之一，对于中医临床实践和科学研究以及创造祖国新医药学的中药理论基础具有极大的指导作用。我们应当努力发掘这一伟大宝库，踏实、认真地学习和钻研前辈所遗留的卷帙浩繁的经典著作，参透其中的科学性，并在临床中不断加以验证、丰富、充实、提高。所谓"明理"，就是此义。

二、识病

识病，就是既要认识疾病，又要了解疾病的发展过程以及发展过程中的转归。

在临床实践中，面对纷繁复杂的证候，必须抓住疾病的病理。各种疾病都有它的本质和发病的机理，在病情发展过程中是有规律可循和预后可测的。只有掌握了疾病的发展规律及其本质，才能制定治疗方案，故能不能识病乃是能不能治病的关键。中医治病，其义亦同。通过不断实践、不断认识，临床中经无数次悉心观察细研，日积月累，逐一识别各种疾病的发病规律，才能初步掌握治疗准则。因人之禀赋有厚薄、体质有强弱、邪气有盛衰、病期有新久、证候有兼挟，时令有四季，地方有南北等，治疗亦须因时、因人、因地而制宜。须从疾病的全过程及患者的整体与局部症状进行诊察，细听主诉，望闻问切，辨析病情，尽量避免差以毫厘、失之千里之谬，更应注意勿因一种主要倾向忽视其他倾向。

三、辨证

辨证，就是要正确认识人的整体与局部的关系，通过望、闻、问、切四诊参合，归纳总结，从而取得病家的一手资料。

中医学是为朴素的唯物辩证的观点所指导的。藏象学说指出：人体始终处在对立统一之中。人体内各部分之间保持着密切而有机的联系，相互依存，相互制约。人体某部分发生病理变化可以影响到整个身体或其他器官，而全身的状况又能影响局部病理的变化过程。只有全面地辩证地认识和妥善处理这种局部与整体的关系，透过现象抓住本质，方能正确认识疾病，取得治疗上的主动权，达到愈病的预期目的。

临床诊病，首先察其出现于外的"病形"，其次调查其病理活动的"病能"，通过其外形的表现以测其内在的变化，即从现象求取其本质。疾病的发生与发展是邪正盛衰、阴阳消长、互相转化的过程。我们运用四诊的望形察色、观舌看苔、切脉闻声，结合主诉，全面归纳分析，作出诊断和治则，这就是中医学的辨证法。

四、求因

求因，就是对疾病所表现出来的症状，通过辨证，透过现象抓住本质，从而对疾病的性质作出正确的判断。

任何疾病都有发病因素，在辨证要点之下，又必须求其发病原因。人体内部病变可以影响外部，外部病变也可以影响内部。所以，在疾病发生过程中，病情变化相当复杂，但在治疗上却不能见症治症。但凭现象，不究本质，不探求病因，就会失却主次而影响疗效，甚或药不及病，或药症相反，以致益疾。任何疾病在治疗上均有一定规律可循，无论其病因属内属外，症情变化如何，唯一关键是要探求发病的根源，掌握其标本先后，以定治疗步骤，立方遣药，据理以治，自能丝丝入扣，而病可愈也。

五、立法

立法，就是通过辨证求因以后，确立正确的治疗方法。

如果说，明理、识病反映了医家在医学理论方面的修养和水平，而辨证、求因则属于观察、分析、研究、综合的能力，那么，确定治法则是对医家理论与实践统一能力的考验。中医诊病通过从外到内见证推理，以常衡变，从而确定治疗的基本方法。方法得当，则问题解决得顺利而有效；方法不当，则往往事倍功半，收效不大；方法错误，则危害无穷。治病关系着人的健康和生命，实非儿戏，更应慎重选择正确的治疗方法。

由于人体所患疾病种类极多，故治法也多种多样。我们的前辈在临床实践的基础上总结了自己成功的经验，为后学提供了一整套治疗规律和多种多样的治疗法则，是我们临床中极好的借鉴。但借鉴并不等于照搬、照抄，还应从现实的环境条件和疾病情况出发，分析、继承和吸取前哲研究成果的精华，巧妙而灵活地运用它，并在这个基础上不断有所发明，有所创造，有所前进。

六、选方

选方，就是据法而选方，此犹作战之战略战术，用兵遣将，用先人已验之成规，合今人不断创新之经验，才能有的放矢。

方剂之多，浩如烟海，从古至今，不止亿万。所有的方剂都是临床医家的实践经验总结，但要怎么正确运用是值得研究的问题。所谓"千方易得，一效难求"，选方不是执一方治一病，而是需要深究其旨，慎思选用。治病也是同理，没有什么"神仙一把抓"的灵丹妙方和特效药，只有根据不同的情况采取不同的方法，因人、因时、因地明确辨证，灵活运用，方能曲尽中医之妙。运用中药方剂时，如果只是站在某一个角度强调"特效""有效"，或者把方剂中的药物从配伍中分裂出来单味去研究，皆为片面，甚至错误，因为它背离了中医学的基本原则——整体和辩证的观点。再者，有人说："熟读汤头四百首，不会治病也会治。"这种说法是走捷径，不思深造。祖国医学如此复杂深奥，岂是能背几个方剂就能治病那么简单。当然，汤头必须熟读，以备巧思运用，但亦应结合理法方药耳。

七、配伍

配伍，就是药物的搭配，运用君、臣、佐、使来达到愈病的目的。

中医处方大多是由多味药组成，而每味药的配伍有其不同的意义，药品之间亦有相互关联性。配伍可增强药物疗效，调和药物偏性，也可用以减少某些药的毒性，以适合复杂病情的需要。不但如此，同样的药，因其药量多少不同，也可呈相反的效果。临床上能用之得当，则效如桴鼓。倘使非是病而用是药，就会起到相反作用。应当体味，所有制方均有一定的精义存乎其间，在应用时，我们必须根据具体病情深入研究，细细琢磨，有所加减，灵活配易。配伍绝不是简单的凑合或机械的相加，而是有理论、有原则的。

八、适量

适量，就是临床用药必须抓住主要矛盾，该重则重，但须中病即止；该轻则轻（犹轻可去实），在过程中要时时注意保护胃气，做到既稳又准，既合病又合小儿体质之特点。

一方之药品，除有药品配伍的意义之外，其用量方面亦有一定的规律，既要分清主次的不同，又要适合病情内外的变化，则药症相当，见效可必。病重药轻，则药不及病，延误病机；病轻药重，则药过病所，诛伐无过，反能益疾。古人治病，着重胃气，药之变，全赖于胃，胃能承受，药效就强，倘或病中胃弱，尤以幼孩弱质，过量重剂，何能承受？对于小儿来说，其体质不同于成人，用药宜精简清灵，毋事过剂，免伐生生之气。

九、知变

疾病的发展有一定的规律，但亦会发生特殊的情况和不同的转归，因此，临床必须随证应变，做到病变、法变、药变，方能达到愈病之目的。

任何事物的发展都有常有变，常和变是对立统一的，既要知其常，又要知其变。在治疗上既要掌握常法，又要随机运用变法。

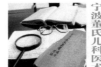

明代吴又可谓"因病知变，因变知治"即是此意。小儿稚阴稚阳，易虚易实，易寒易热，当其不断生长发育，则阳之生、阴之长，就显得相对不足。如果外遭六淫的侵袭或内有饮食饥饱的损伤，或先天不足，或后天失调，在发病过程中，往往易于形成传变多端的特点，更容易发生阴阳的偏胜或阴阳两伤。如在高热病中，小儿因阳气式微而邪向内陷，当此正不胜邪而出现危脱时，运用温阳扶阴之法，往往可以收到扶正不助邪、祛邪不伤正的效果。

[叁] 诊儿察病，望诊为首

　　古贤省疾，望、闻、问、切四诊合参，首重望诊。《素问·阴阳应象大论》曰："善诊者，察色按脉，先别阴阳。""审清浊而知部分。"明代张景岳认为："此论虽通言诊法之要，然尤于小儿为最切也。"此明言望诊在儿科临床最为重要。小儿脏腑未全，但生机活泼，其五脏六腑之精华，藏于内者为气，现于外者为色，故望儿病者气色，可诊断其内脏之病变，审判疾病之顺逆。因此，董氏结合临床，主要从以下几个方面对小儿病症加以辨识和掌握。

一、面部所属

　　遵循《黄帝内经》之义，结合临床体会，认为小儿一般以额（眉心）配心，左颊配肝，右颊配肺，鼻配脾，颏配肾，太阳穴属胆，上眼胞属脾，下眼胞属胃。

二、色泽主病

红为赤色，主热证；黄色主湿证、虚证；白色主虚寒证、失血证；黑色主肾虚证、水饮证、瘀血证；青色主惊风，主痛证、寒证、瘀血证。

三、面首部位颜色主病

眉心色有微黑或赤，为心热作惊；或兼山根部青筋暴现，每多见脾伤、泄泻或见抽搐；太阳穴是胆经所过之位，尤以左侧起青筋，多为惊风；眼部上胞肿为伤脾，下胞色青为胃有寒，胞肿而睡时露睛为脾胃虚；唇口色黄主胃积脾伤。

四、望色生克，审知顺逆

赤色见于两颧乃心火犯肝肺之位，其色大如拇指，成条成片，聚而不散，当为木火刑金，病情凶险。前额色黑，水寒克火，其黑大如拇指，甚为凶色。又鼻为面王，居中属土，黄为其正色，若鼻部出现其他颜色，均为病色。如鼻色青，青本为肝色，主痛，鼻现青色为土受木贼之证；又脾主腹，故腹中痛。若阴寒内盛，阳虚失运，故曰苦冷，严重者尚可见爪甲青白，唇色紫绀，是谓死候。若鼻见黑色，黑属水色，今见脾部，是谓水反侮土，故病水气。色黄者，指面部出现不正之黄色，如面色淡黄少华，为脾虚停饮不化，故曰胸上有寒；另有湿热互结，亦可蒸郁发黄。亡血者，血不荣于面，故面色白。

五色生克，遵循《望诊遵经》的归纳："诊视明堂，察其气色，分其部位，则脏腑之病著，症候之变明……合五行而推之，变在其中矣。所谓相应者，如青为风，青见于肺部者，风中肺也……所谓相乘者，以青属肝，青见肺部者，肝乘肺也。""本部见本色，浅淡为不及，深浓太过，不泻其平……若见青色，则彼能克我，贼邪也；若见黑色，则我能克彼，微邪也。"这里的望面把五脏分部与五色生克结合起来，是对经旨的很好发挥。

五、视色上下，四诊合参

《黄帝内经》的脏腑分部、五色生克等面诊内容在儿科的应用颇多，举例如下。

一儿，素宜咳逆，近又发热三天，夜间咳甚，喉中痰鸣，甚则咳呕痰涎，两目眵多，易打呃嗳，脉滑，舌红苔少。面诊左颊红而成片，山根青筋。左颊红属肝热；山根属脾胃，青筋系木旺乘土。脾生痰浊内停于肺，肝旺火性上炎，故患儿肝火易动，痰随火升，痰热壅肺；复受外邪，则见发热、咳嗽、痰鸣；肝气上逆，咳剧易呕，易打呃嗳，两目眵多，舌红便干，肝失疏泄，邪热内闭之象也。故治以麻杏石甘汤加陈皮、竹茹、苏子、莱菔子等，宣肺清热，化痰止咳。又按面诊所得加旋覆梗、胆星、碧玉散清降肝火，泻热化痰，两泻肺肝之热，其证旋安。

一儿，形体消瘦，胃口不开，汗多，舌苔薄润，针四缝穴，

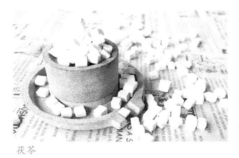

茯苓

二指有液，面诊可见右眼上与山根青筋。其证脾运失司，营卫不和，治拟外和营卫，内调胃气。治用桂枝汤加炒谷芽、佛手、赤茯苓、陈皮、神曲。7剂后诊，发热咳嗽，热度虽退，舌苔亦净，然胃口不开，青筋仍显，更法治之，重以调扶消疳，方用川石斛、谷芽、陈皮、茯苓、甘草、佛手、扁豆、醋炒五谷虫、炒白芍、花粉。7剂后，疳积渐瘥，青筋亦渐隐。本例初用桂枝汤调和营卫，加谷芽、佛手、茯苓、陈皮等健脾消运，汗出虽减然脾运未健。盖眼之上胞属脾，山根属脾，出现青筋，为木旺克土，故于调扶脾胃、治疗疳积之际配用白芍，取其抑肝之意，抑肝则能培土，肝脾调和，土运得健，诸症向愈，故青筋退而疳证愈。

六、望舌辨苔，知邪所在

清代医家章虚谷曰："观舌质可验其阴阳虚实，审舌苔即知邪之寒热深浅。"即所谓有诸内者必形诸外。小儿三岁以内，脉气未充，不足为凭，故望舌更显重要。病之本元虚实，须视舌质，邪之重轻，当辨舌苔，其病浅深，又须按胸腹，问饮食二便，综合分析。

　　白苔，苔白为寒，白浮为寒，白浮润薄，寒邪在表，拟辛温散寒。全舌白苔浮腻微厚、刮而不脱者，此寒邪欲化热也；苔白薄呈燥刺者，或舌质红，此温病伏邪感寒而发，肺津已伤，初起卫闭则营气被遏，是为寒闭热郁，仍须辛温疏解，散发阳气，卫气开则营气通，白苔退而舌红亦减，所谓"火郁发之"是也。苔白黏腻，兼有伤食积滞；白滑而厚，又为痰阻遏，须于解表中佐消导化滞或升降痰浊之品。满口生白花于新生儿为鹅口疮，近有因过用抗生素而滋生霉苔，湿热可用导赤散泻心利湿为治。有曰："卫分之病，现于舌苔；营分之病，现于舌质。"

　　黄苔，苔黄为热，黄深热亦甚。黄而滑者，湿热熏蒸也；黄而干燥，邪热伤津也。浮薄色浅者，其热在肺；苔厚黄深则邪热于胃；苔薄黄、舌色赤者，邪热渐入营分也；苔黄白相兼而舌绛红，此气分遏郁之热烁灼津液，非血分病也，仍宜辛润达邪、轻清泄热之法，最忌苦寒阴柔之剂。邪热内陷，舌质纯绛鲜泽，神昏者乃邪传包络，宜清营解热，通窍开闭。又苔黄垢腻、口气臭秽，常因伤食积滞，湿郁化热，阻于肠胃，宜清降里热，兼泻腑热而化浊导滞。

　　黑苔有寒热虚实之异。黑而滑者，内有寒痰，身无大热大渴者，须用辛温通阳化浊。黑苔薄润或灰色，舌质淡白，此为阳虚寒凝，亟须姜附温阳、桂苓化饮为法。苔黑而燥，或起芒刺，舌质红赤，乃邪实热甚，如腹满痛而拒按，为腑实热结，急需三承气（大承气汤、小承气汤、调胃承气汤）攻泻实热。若苔黑干燥，腹不胀满，里无实结，是津液耗竭，又宜大剂凉润滋阴。寒热虚实当须明辨，毋犯虚虚实实之弊。又有食酸而色黑，称"染苔"，与病无关，不可混淆。

小儿舌质淡白者，为心脾虚寒，气血不足，正虚为本，至其变化，必当参合脉证。舌质淡白，脉神尚可，虽有邪热病证，宜轻清邪热，忌用苦寒削伐，以伤气血耳。幼儿体弱，每见热盛伤阴，或阴损及阳，常见舌红倏忽转淡，此时亟须扶阳，几微之间，辨之须清。而吐泻烦渴、舌淡白者，非用温补不可也。

七、察其体相，知儿强弱

从体相来说，婴儿头角丰隆，髓海足也；脊背平满，藏府实也；腹皮宽厚，脾胃强也；耳目口鼻，七窍平正，形象全也。而脾足则肉实，肝足则筋强，肾足则骨坚，哭声清亮为肺气壮，笑音正常为心气足。如发泽而黑，气实血足；肌肉温润，营卫调和；肾囊坚小，根株固也；溲清便滋，里气和也。上述形相，多为无病易养。

八、视其病象，辨别病邪

病相为发病时所表现的不同形证和病态。每一种病变发病的过程中都有不同的形态显露于外，医者就能从其表现来分析判断病情的进退，随机处理，以达到治疗的目的。

譬如麻疹，其发病初期，病人眼泪汪汪，发热咳嗽，喷嚏鼻涕不断，虽然颇似伤风感冒，但另有特点。牙龈上见红赤，间有白色乳头点，则确为麻疹无疑。根据布点的位置，可知其顺逆。如果头部疹见而两颧苍白，必非顺证，就须慎重考虑，不可因形态尚安而忽略。

又如发热惊厥，为小儿所常见。同为惊厥而病变不同，就须根据外部形证分析判断。如厥时项强囟凸，应考虑脑膜炎、乙脑等分别辨治。如厥后如常，此为幼儿不耐高热引起中枢神经反应所致，中医认为，素有风痰，受邪激发，此为发热惊厥，虽无大碍，但应治疗，免其再作。至于无热而厥，痰声漉漉，时发时止，发无定期，此为痰痫，治应豁痰制痫，失治则将时发不已。

再如小儿疳积，色必枯萎，体必羸瘦，食欲不振，或口馋喜食零食，或喜食异物，或腹满便泄，或面现虫斑，或发如枯穗，拔之即起，重则两目遮翳，或走马牙疳，那就比较难治了。

[肆]调治儿病，注重脾胃

小儿体禀，稚阴稚阳而又生机旺盛，营养精微常不足，其生长发育全赖脾胃营养的供给。但小儿脾常不足，脾胃娇嫩，倘若寒暖不慎，饥饱失调，甚或啖食生冷肥甘，不但损胃及脾，亦且伤肺。因之，小儿患泄泻、痰嗽比比皆是。奈何为父母者多不思此，而任意妄予。

结合前人经验，董氏儿科提出了"小儿先天强者不可恃，若脾胃失调仍易病；先天弱者勿过忧，若调摄（脾胃）适当强有望"的指导思想，并将之贯穿于整个临床之中。

病机分析认为，小儿患病多自外感或伤食，每见损及脾胃，诊治时必先察脾胃之厚薄，处方遣药亦须时时顾护脾胃之气，一见不足，即时救护脾胃气阴，即补益元气、正气。董氏强调"百病以胃气为本""治病莫忘脾胃"，推崇仲景、钱乙方，认为白虎之配粳米、小柴胡汤之配姜枣、补肺散之配糯米、泻白散之佐粳米，均含有护胃和中之意。故小儿用药以"轻"字居首，毋事过剂，毋犯胃气。

调补脾胃时，切忌呆补、蛮补，应掌握通补润燥之配合，在益气滋阴时佐以通利助运之品。尝用参苓白术散，认为补养脾阴之山药、薏苡仁、扁豆等均属谷物类，气味甘淡，深合脾胃本性。而在养胃法中，每以石斛、花粉、扁豆、谷芽与陈皮、枳壳、佛手、香橼等润燥之物相伍，相得益彰。

治小儿泄泻，注重脾胃气机的升降。董氏遵《脾胃论》"脾胃既虚，不能升浮……清气不升，浊阴不降"之旨，十分重视脾胃升降气机的作用。治小儿泄泻时喜用葛根、扁豆衣、扁豆花、荷叶等药，取其清灵升清，宣发清阳，便泄自和。亦喜按培土生金之法治痰咳久延，包括迁延性肺炎、肺脓疡等重症，对脾肺两虚、痰浊内生，久久不愈者，善用星附六君汤培土生金，健脾荣肺，即杜绝生痰之源，复其宣发肃降之功而愈。宿哮缠绵乃肺脾阳虚，寒饮内伏，董氏常用苓桂术甘汤通阳健脾，此为崇土利饮之法。

[伍] 外感热病，择途逐盗

中医治疗外感热病有多种办法，且疗效显著。董氏根据热病的发病规律，结合多年的临床经验，总结出对外感热病的治疗必须以择途逐盗为要。

中医治疗外感热病的理法有二：其一是为病邪找出路，其二是给病人存津液。病邪初入，当汗时而汗之；邪热传里，当下时而下之；湿热阻滞，当渗利时而渗利之。这些都是给邪以出路，使邪毒排尽，表里自和，津液自保。临床救治小儿多种热病急症，既从伤寒六经辨，又可从三焦温病论治，使识病有定法，疗疾有主方。若感证高热，邪自外入，初起邪在肌表，强调祛邪安正，均是宗经旨"其在皮者汗而发之""其在下者引而竭之""开鬼门""洁净府"，给邪以出路。诸如高热惊厥、麻疹、乙脑等不同热病，以发汗、攻下、利尿、涌吐，甚至透疹布痧、痘证引浆等方法，给邪毒以出路。临床上更有见伤寒蓄血证用抵挡汤、桃核承气汤，则是取"血实宜决之"之经旨；小儿口腔溃疡用导赤散令小肠之火从小便而出，齿龈红肿、大便实者，酌加大黄，此为上病下治之泄热法。伤寒热病若治不及时，邪传三阴，如贼逼近寝室，倘能由阴转阳，回归阳明，不失时机，则仍可驱其从后门出，故曰三阴亦有可下之证也。热病的"开门逐盗"是不令病邪深入，若祛邪不给出路，关门斗之，是降心火而不利小便，除肺热而不行大便，治风热而不以清解，夹食而不消导，痢初起而不通利，此皆关门留寇，不仅不能杀贼，而五脏六腑，无地不受其蹂躏。即或贼败，必损及器皿，设或不胜，必两败俱伤，甚或反被贼害，祸莫大焉！故董氏治疗热病，认为切莫关门留寇杀贼，必须择途逐之。

三、董氏儿科医术的临证经验

临床上各种疾病，根据其病因的不同，有很多治疗方法。董氏儿科在「推理论病，推理论治」和「临证九要」的思想指导之下，综合自身及前人经验，总结出了对包括小儿高热、痢疾、疳积等在内的多种疾病的治疗经验。

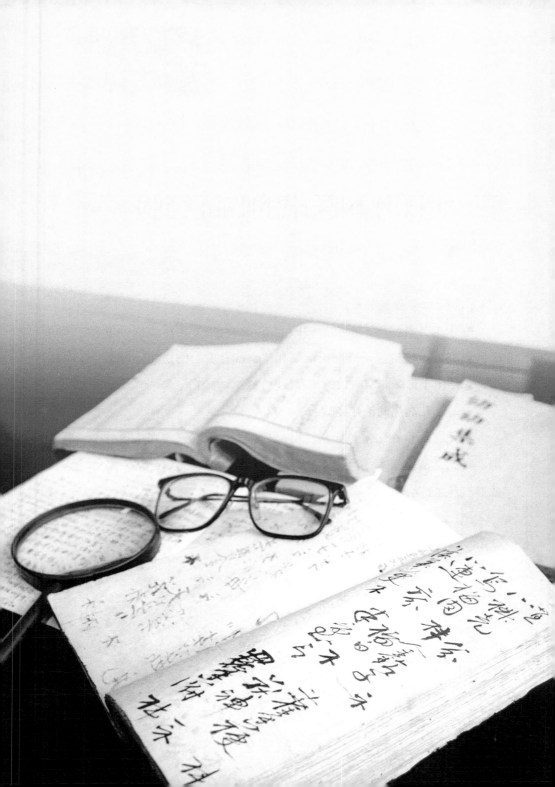

三、董氏儿科医术的临证经验

[壹] 常见儿科疾病证治

临床上各种疾病，根据其病因的不同，有很多治疗方法。董氏儿科在"推理论病，推理论治"和"临证九要"的思想指导之下，总结出了许多非常有效的治疗经验，兹举例如下。

一、小儿高热的治疗经验

小儿高热是临床常见症状，引起高热的病因不同，则症状各别。对此，董氏认为，治疗小儿高热须分清伤寒、温病，从六经或卫气营血论治。

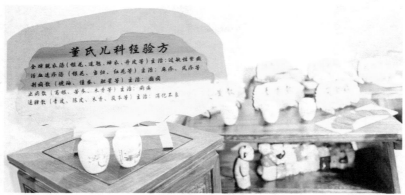

董氏儿科经验方

（一）风寒表证

感染风寒，邪在太阳，治宜辛温，常以麻桂为主。其表实之腠理闭塞，发热无汗，恶寒较重，就用麻黄汤发汗解表宣肺，若兼以痰多，可加二陈汤或三子养亲汤之类；其表虚之太阳中风，发热恶风，腠疏汗出，主用桂枝汤。此证之辨，一为平素患儿禀赋较弱，常自汗少食；二为体弱无力抗邪，感后常热不高而微汗出，兼见面白不华，临床应用于此类之易感患儿，确是良方。风邪袭表，稍见恶寒，发热汗闭、鼻流清涕、咽喉肿痛，一般选用荆防败毒散加减，以疏解风寒，疏表发汗。药常用荆芥、防风、苏叶梗、豆豉、陈皮、桔梗、杏仁、鸡苏散等。鼻塞不利，加葱白、苍耳子；恶心呕吐，加生姜、半夏；咳嗽较多，配象贝、前胡、紫菀、百部；苔腻有痰，加陈皮、半夏、川朴、神曲；体禀虚弱，须酌加党参或太子参。

（二）风热上受

风热之邪，入于口鼻，侵袭上焦，其恶寒见症短暂，而迅即出现高热、咳嗽、口渴、咽痛蛾肿、溲赤等症，此当属温病（春温、风温），为邪在卫气之间。治宜辛凉轻解，用桑菊饮、银翘散为主。咽喉肿痛加蝉衣、射干；咳逆痰阻加杏仁、象贝、前胡、竹茹。若咽喉红肿，疼痛较剧，扁桃体或咽峡分布疱疹，或有脓性分泌物，当用银翘马勃散，以清热解毒为主。咽干口渴，加元参、花粉；热高不降，加板蓝根、紫花地丁之属。

(三)邪结少阳

少阳之病，不必诸症俱备，但见寒热往来，或时高时低、烦扰不宁、舌红苔黄、脉弦数或滑，即可用小柴胡汤以和解退热。中气不虚者，去党参；纳呆苔腻，加陈皮、枳壳；热势较高，加连翘、芦根；夜间热重，加青蒿、白薇。若上症伴微恶寒，骨节疼痛，为少阳兼太阳表证，治宜柴胡桂枝汤，以和解少阳，兼散外邪。若寒少热重，兼以脘腹胀满、大便秘结者，为少阳兼以阳明里结，法当用大柴胡汤主之。若寒热时作，迁延日久，烦而不宁，肢末清冷，舌红苔黄，便干，是为少阳气结，热郁于内，以四逆散为主，疏达运枢，解郁泄热，正合契机。

(四)阳明实热

小儿体禀稚阳，然其生气蓬勃，气阳旺盛，感受邪热，治之不当、治不及时或感邪较重均易入阳明，出现胃家实热之经证或腑证。

经证即气分大热也，高热烦躁、口渴多汗出、舌红脉大、溲赤为其主证。临床上，有的发热患儿虽无明显口渴汗出症状，但其热势较高，唇朱烦躁，舌红苔黄，亦为邪已入气分矣。其治疗当以清泄阳明气热为主。白虎汤为主方，可加连翘、银花、黄芩、芦根等药；若热势不重，则可用栀豉汤之轻清透气，酌加连翘、银花、杭菊、芦根、薄荷等，使邪转而从卫分而解；高热日久，热势渐弱，而又伤及阴分，如见汗出低热、舌红口渴等症，则可用竹叶石膏汤之清气分余热，生津和胃。至于气分证之热高神昏，则须以紫雪丹、至宝丹或牛黄清心丸开窍醒神。

若壮热神糊，脘痞腹胀，舌红苔黄或腻，大便秘结，为邪已入阳明腑经，药当以大小承气汤为主，以清泄里热。同时，可加银花、连翘、山栀、竹叶等品，在某些高热重症，如中毒性肺炎、流行性脑膜炎、乙型脑炎，可与白虎汤同用，以增强清气泄热逐毒之功。

（五）湿温热病

温病之邪属湿热者，在湿温暑病、伏暑等证中均为常见，亦有非时之气与饮食不调相兼，而见湿热为病的。以小儿言，其邪因以逗留中焦为主，然往往气机不畅，弥漫三焦，故诊治不离乎清宣泄热，疏达三焦，应抓住芳化淡渗，透泄清利。其在卫者，症见汗出不畅，发热不扬，脘痞胸闷，纳呆泛恶，大便时溏，小溲混浊，两脉濡缓，舌苔浊腻，一般选用清水豆卷、连翘、佩兰、黑山栀、青蒿、芦根、竹叶、菖蒲、茯苓、泽泻等，以轻清疏松、透邪走泄为治。若苔腻垢浊、湿重于热者，则配以黄连、黄芩、白薇、甘露消毒丹等，临床每遵此而治，退热颇效。

（六）暑月热病

小儿暑病颇多，暑邪袭表，每易传入阳明，时见热在卫气之间，症见高热、汗出、口渴、烦躁诸候，此为暑热。初起微感恶风，舌边尖红，苔薄者，邪未离卫，可予银翘散加青蒿、藿香、佩兰、荷叶、西瓜翠衣之类，清凉暑解。若发热转盛，溲赤，舌红苔黄，脉大，为暑入阳明，亟须白虎汤主之，神倦脉软汗多者，则需白虎加人参。又因暑月贪凉，暑客于表，热扰于内，出现发热头痛、汗少口渴、舌红苔润，则当透邪泄热，用桑叶、连翘、香薷、大豆卷、藿香等，若兼暑热偏重，可选用新加香薷饮。若暑湿夹杂而兼弥漫三焦之证，如发热胸闷、苔腻、恶心、便溏溲少等，则应用三石甘露饮为治。

总之，暑为热，多挟湿，易化火，故其治疗总以清透、化浊为先。

（七）董氏治热诸法

治疗热病有其一定的准则，但疾病之发展变化无常，因此临床上常须随机运用，不能刻板。现将常用治法列举如下。

1. 泄热透毒法

对小儿急性及传染性疾病，重开门逐盗之法则。如风温，应投以辛凉轻解如桑叶、连翘、薄荷、牛蒡子、竹茹、荆芥、豆豉、蝉衣之属，其热盛化火者，亦如黄芩、金银花、芦根、栀子诸品。

然若温邪羁留，热高难降，则选用羚羊，盖羚羊性凉而有发表之力，为清肺退热之要药。张锡纯评价羚羊："性近和平，不过微凉……且既善清里，又善透表，能引脏腑之热毒达于肌表而外出，此乃具有特殊之良能。"故在温邪热毒结于上焦气卫之间而一时难者，常择见而施，获得功效。

2. 和解祛邪法

以小柴胡之辈和解少阳之热已为常法，然湿温、暑湿、伏暑诸证，其湿热蕴伏，郁抑难解，或因过投寒凉，反遏其欲出之势，每见热势绵绵，起伏不已。虽投芳化淡渗、辛开苦降之剂，亦不易湿化热退。此时，董氏每于主方中参入柴芩两药，以旋运少阳之枢，透开表里之间，使遏伏之邪得以外达。

另如小儿颌下腺炎，论其部位，属少阳经脉所过。其发热往往呈现寒热往来或午后潮热之象，且见脘痞胸闷、纳呆呕恶，而颌下颈项痰核肿痛，予中药清热解毒之剂，虽可一时退热，然易复发。董氏常以柴胡诸方加减，或续方软坚散结，取效较快，且能解决根本。

寒热往来，或阵发高热，属湿热羁留者，若已投柴胡或清热利湿又出现反复，董氏认为可据证考虑使用蒿芩清胆汤或达原饮。蒿芩者适用于寒热往来，或午后阵热、脘痞胸闷、呕吐恶心、便通尿黄、脉弦滑缓、舌红苔白腻者；于久热不退，发则阵作寒热、口气臭浊，呕恶时见，胸脘不舒，舌苔白腻而如积粉之湿热秽浊深藏蕴结者，亦有良效。

3. 益气（阳）祛邪法

小儿久热迁延，发热不高，已屡用清泄疏解，热虽稍降而旋复起，细辨若兼有气阳不足之证者，当予疏解化热剂中酌加一二味益气扶阳药，奏功甚效，此类患儿多见于平素质薄者，参苏饮可谓其代表方。

另夏暑之际，小儿阴阳两稚，暑湿之邪伤及气阴，易成夏季热证。其中，李氏和王氏之清暑益气汤两方均为常法。然临床亦有气阴两虚者，夏月不耐暑邪，而低热午后日作。董氏认为，此为阴液亏少，少阳升发不宣，清心泻火亦颇不合。当以生脉复合玉屏风，两补气阴为主，佐以凉营清利之品，常可获效。

小儿之体，本属脾肺两虚，元气怯少，若无外邪，纯属气虚之热者，且往往伴有痰嗽不愈、纳谷不香，用黄芪、升麻诸品，有偏温过升之虞，董氏此时每以异功等方健运中焦为主治之，或兼化痰，或以消积，或以化湿，随证加味，对脾肺虚弱之低热确有良效。

小儿素体薄弱，营卫不足者，易感发热，且常迁延难解。董氏认为，治疗此类患儿当先着眼于素体亏虚，营卫失调应选桂枝汤为主方。若见汗出淋漓、舌淡润者，即加附片；若有气虚之象，则加党参或太子参。然其发热较高者，就不单是由于营卫失调而起，亦有营分夹邪之故，每加青蒿、白薇、地骨皮、银柴胡之类为佐，清温并用，调扶祛邪，则见效明显。

二、痢疾的治疗经验

痢疾古称肠澼，亦曰滞下，为夏秋季节的肠道传染病，乃由疫邪致病，但其内因则是饮食不洁，脾胃不和，凝滞停积，蕴毒结作，更因寒暖不慎，暑湿内合和其他因素兼夹，造成下痢。

痢疾常见于小儿，盖以小儿气血怯嫩，脏腑娇弱，夏日又恣啖瓜果冷饮，每每脾胃先伤，加以贪凉冒寒，疫邪干正，即发本病。一般症状，便下黏液，红白脓血，里急后重，腹痛次频。如见高热惊厥、来势急骤者，是为疫毒痢。

临床辨证，以热痢为多见。此时发热或高热，腹痛呕吐，下痢窘迫，里急后重，肛门灼热，小便短赤，舌苔薄腻或厚腻，脉数带滑或濡，应以消积导滞、清热解毒主之。

痢疾初期常采用清代名医程钟龄的治痢散加味施治，见效良好，其组成为葛根、酒炒苦参、广木香、酒炒条芩、陈皮、酒炒赤芍、炒麦芽、炒山楂、陈松萝茶。以葛根升清和痢，使邪不下陷；苦参、黄芩味苦辛寒，清热燥湿，酒炒者，以其能升药气而性疏滞也；麦芽、山楂消导下积；松萝茶化食和痢；陈皮、广木香理气行滞；赤芍活血和里。再加入川连泻火，马齿苋除脓血，服用数剂，即能见功。

痢疾中期可用葛根芩连汤同白头翁汤混合施治。两方原为治热痢之主方，总的作用是去风火而解毒治痢。葛根芩连汤专治协热下利、便血等症，以芩连清热，葛根升散，解阳明之表，使下陷之邪上达，不迫邪于下。白头翁汤以白头翁直清血分湿热，秦皮清湿热而止后重，黄连、黄柏清泻肠道之湿火。

马齿苋为治痢要药。其性酸寒，入心肝脾三经，既具清热解毒之功，又有凉血利肠之力，在上述诸方中均可加入。香连丸、芍药汤、枳实或槟榔导滞丸等法，也可随机选用，要据症斟酌。有表证者须参合表剂以疏外邪，甚则用荆防败毒散，此明末著名医学家喻嘉言所谓逆流挽舟之法也，然须确诊而辨治之。

由此可见，治痢之法，端绪不一。必待辨证求因，审因论治。湿热者宜清利之，积滞者宜导下之，因于气者调其气，因于血者和其血，有表证者须兼解表，新病属实者则须通因通用，久病因虚者，虽古训有痢无止法之说，亦可考虑塞因塞用。凡此乃治痢之大法也。

小儿疫毒痢，每有未见下痢而热极惊搐者，此时之诊断易与乙脑混淆，故须灌肠查粪以作鉴别。否则误诊，贻害匪浅。此即西医所称之中毒性菌痢。因其发病急骤，高热昏厥，抽风痉挛，故可出现闭脱之危证。临床上可分为两种类型。一为实热内闭型。由于热毒炽盛，化火化风，故见壮热烦躁，面红目赤，谵妄抽搐，下痢脓血，小溲短赤，其舌红，苔黄腻。救急之法，以紫雪丹鼻饲泄热制惊，熊胆灌肠剂泻火解毒。如得热降惊定，然后亟进马齿苋、生军、槟榔、枳实、银花炭、川连、炒条芩、楂肉炭、白头翁等症状，清热导滞，解毒止痢，继予葛根芩连汤合白头翁汤，清其湿热余毒。二为内闭外脱型。患儿多体质素弱，在热闭抽搐的同时，突然出现面色苍白或灰白、脉象沉细、舌质转淡、苔腻、四肢厥冷等症状，此为正不胜邪、气血凝滞、内闭外脱的危象。

　　兹举一例。曾治一郭姓女孩，下痢赤白，里急后重，日十余行，腹满拒按，舌苔厚腻，高热 39—40℃，神志昏糊，四肢厥逆。由于病前冷食杂进，显系邪毒蕴郁、冷实不消的疫毒痢，将成内闭外脱之势。即采用千金温脾汤以温通之，方中用大黄、川朴、元明粉荡涤积热，用干姜、附子祛除里寒，温中回阳，配以参草扶元和脾，当归调血润肠。盖因内有实积，非攻不去；里有阴寒，非温难除。药后积下肢温，症情缓和，但阴寒得温已散，湿热内滞则难遽去。故见下痢次多，再进葛根芩连合白头翁汤清热和痢，加理气导滞之品，渐得好转。但痢后仍见便泄，乃中气受戕，脾运失健，遂调扶脾胃而愈。对这一病例所作的应急治法，因能符合症情，故迅速获效，当然未可作为常法而论也。志之以作研考。

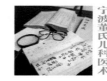

熊胆灌肠剂为疫毒痢急救时的常用方，其效尚称满意。其基本组成为熊胆 0.6 克、马齿苋 15 克、黄柏 12 克、椿根白皮 15 克，下血多者加苦参 9 克，用水 200 毫升煎至 30 毫升。保留灌肠，每日 1—2 次。熊胆苦寒无毒，入心肺肝胃四经，苦泻火，寒胜热，功能为清火凉血，解毒开结；椿根皮苦寒而涩，入胃、大肠，燥湿清热，涩肠固下；黄柏、马齿苋则为治痢要药。

下痢已和而便泄不化者，清代医学家吴鞠通有"先滞后利者易治"之言。常见面白不华、肢倦体乏、舌质淡白、便泄次多诸症，乃属痢后肠滑，脾运无权，须用理中汤加石榴皮、赤石脂、炮姜、石莲子等，以温补固涩之剂而收全功。

尚有大便培养始终阳性，兼见痢和而泄者，此缘痢后脾阳已弱，真气虚怠，不能制菌。此时用中药温运脾阳，扶正祛邪，则正气一振，其菌自制。临床经验，屡得解决。曾治一 6 岁患儿，痢已旬余，纳和腹软，但便溏未复，日二三次，大便培养痢疾杆菌始终阳性。遂停用各种抗生素，改服中药。根据辨证，其属脾阳虚弱，投予温中扶土之法，7 剂后大便成形，培养亦告阴性矣。此中医所谓"治病求本"之义也。

前人尝谓治痢四忌。一忌温补。盖痢之为病，由于湿热胶滞肠道而发，治宜清邪毒，导壅气，行滞血。若用参术等温补药，则热愈盛，气愈结，血愈凝，久之正虚邪实，不可治矣。二忌大下。痢因邪热粘结于内，颇与沟渠壅塞相似，唯宜磨劫疏通。若用承气类下之，则徒伤胃气，真元受伤而邪毒不去也。三忌发汗。痢有头痛目眩、身寒发热者，此非外感，乃郁毒熏蒸，自内向外，似有表证，实非表邪。若发汗则耗散正气，且风剂燥烈，尤助邪热，亦为"释放攻正"之举。四忌分利。利小便者，乃治泻之良法，以之治痢则大谬。盖痢之邪热胶结灼阴，若以五苓类利水，则津液更枯，涩滞愈甚而难愈矣。

但所谓忌温补者，忌在初起邪实痢剧之时，若正气确虚，则酌用补法亦在所不避，具体方法甚多。邪尚未清，可消补兼施；久痢滑脱，可补涩并举。所谓忌大下者，忌于邪实未实满也。若大实大满、痢势盛而正气实者，亦可用承气急下之。但宜中病即止，免伤胃气。所谓忌发汗者，忌于似有表证而无表邪之假者。若痢初起，兼有表邪，则疏表之剂亦可参入，但不宜过剂。董氏治痢，用药颇为灵活。有荆防之疏表，亦有硝黄之峻下，又有参术之温补，更有赤石脂、石榴皮之敛涩。要用之得当，有是症而用是药，故可不忌。反之，药不合适，虽葛根芩连、白头翁、枳实或槟榔导滞，亦非所宜。此所以必"先议病，后议药"，随宜而治，乃中医不易之道也。

三、疳积的治疗经验

疳积为小儿四大证之一。疳积之成，起于脾胃失调。水谷入胃，赖脾运化，水谷精微，变为气血，灌溉诸脏，营养一身，有"水谷素强者无病，水谷减少者则病，水去谷亡者则死"的说法。《小儿药证直诀》云："疳皆脾胃病，亡津液之所作也。"说明疳积的形成是由于脾胃之损伤，维持机体各部营养及生长所必需的物质缺乏，以致全身气血虚惫，出现一系列虚弱干枯的症状。如初起常见身热潮热，面黄肌瘦，久则头皮光洁，毛发焦枯，腮缩鼻干，两目昏烂，睛生白翳，喜暗憎明，揉鼻挦眉，肚大筋青，尿浊泻酸，啮衣咬甲，口馋嗜食，并嗜异物，对炭、米、泥土等甘之如饴。此皆疳证病机，症状之特征也。

疳积的病因，历代儿科医家均认为主要与喂养不当有关。以褓褓幼婴，乳哺未息，即三五岁的孩提，胃气未全而谷气未充，父母不能调将，以舔犊之爱，令其恣食肥甘、瓜果、生冷及一切烹煎烩炙之品，朝餐暮啖，渐致积滞胶固，积久生虫，腹痛泻痢，而诸疳之症作矣。明代医圣万密斋谓："小儿太饱则伤胃，太饥则伤脾。"过饥过饱，脾运失常，疳之由也。又有攻积太过，损伤胃气，亦可成疳。另有吐泻、疟、痢等病之后，津液耗亡，乳食减少，调治失宜，而成疳者。

"疳"之病名有两种含义：一说，疳者，"甘"也，认为小儿饮食失调，恣食肥甘生冷，损害脾胃功能，形成积滞，日久致疳；另一说，疳者，"干"也，认为津液干涸，形体羸瘦，每多营养不足，是为疳证。显然，前者是指病因，后者是指病机，两种解释在认为疳发于脾胃损伤上是一致的，主要原因是父母溺爱，一味依顺，致饥饱无度。诸如瓜果杂食、棒冰冷饮、巧克力等超额给养，胃气先伤，而正常的谷食反而少进。久而久之，运化失司，气滞食积，致成疳证。此即"疳者，'甘'也"之谓也。

综上可见，疳之成病有以下四点因素。

其一，乳儿脏腑娇嫩，肠胃未坚，乳食杂进，耗伤脾胃，易成疳积。

其二，小儿断奶以后，犹恋乳食，生养不足，脾气暗耗；同时恣意饮啖，因而停滞中焦，日久成积，积久成疳。

其三，小儿食不运化，并感染虫卵，蕴酿成虫。虫既内生，口馋嗜异，虽能食而不肥，则疳证成焉。

其四，小儿吐泻之后，中气不复，或因妄施攻伐，津液枯竭，均使肠胃虚惫，食滞而结，终致疳积。

前贤尚有五疳之分及多种疳积之名，然总不外伤及脾胃而变生诸证。诚如先辈所云："大抵疳之为病，皆因过餐饮食，于脾家一脏，有积不治，传之余脏，而成五疳之疾。"《幼科发挥》亦云："虽有五脏之不同，其实皆脾胃之病也。"因此，治疳之法，总不离乎脾胃。疳之为病，脾胃虚弱为本，即热者亦虚中之热，寒者亦虚中之寒，积者亦虚中之积。所以古人于疳证，治积不骤攻，

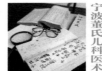

治热不过凉，治寒不峻温。董氏根据前人之法，结合自己的临床经验，在治疗中，视患儿体质强弱及病情深浅，使用补消二法。其初起或虽久而体尚实者，予先消后补法；对病久体质极虚者，用先补后消法。此外还有三补七消、半补半消、九补一消等法，均据患儿具体情况而定。待其脾胃化机逐渐恢复，则相应渐次侧重于滋养强壮。同时，还往往配合针刺四缝穴，以振奋中气，激动化机，在临床上确有加速疗效的功用。

董氏家传疳积诸方，主治疳积羸瘦、面色萎黄、口馋嗜食、发结如穗、泻下酸馊、水谷不化、腹部胀硬等症，或以消为主，或消扶兼施，或以补为主。其方如下。

甲方：煨三棱、煨莪术、炙干蟾腹、炒青皮、陈皮、广木香、醋炒五谷虫、胡黄连、佛手柑、焦山楂、炒莱菔子。适应疳积已成，腹部膨硬，而形体尚实。本方以消为主。

乙方：米炒党参、土炒白术、茯苓、清甘草、陈皮、炒青皮、醋炒五谷虫、炒神曲、煨三棱、煨莪术。适应疳证而体质较虚，或服消疳药后其疳渐化。本方以半补半消为主。

丙方：米炒党参、土炒白术、茯苓、清甘草、陈皮、淮山、炒扁豆、五谷虫、炒神曲。适应疳病渐趋恢复，调补为主，参以少量消导之品。

上列诸方为临床所常用者，但并非刻板套用，必须随证化裁。

如飧泄清谷者，加炮姜、煨肉果、诃子肉等；疳热不清，加胡黄连、青蒿；面白不华、自汗肢冷、里阳虚者，加附子、肉桂；舌光剥而口干唇红、阴液亏者，加生地、麦冬、石斛、乌梅等；白膜遮睛、两目羞明者，加谷精珠、夜明砂、密蒙花、鸡肝散等；兼虫积者，加使君子、苦楝根皮及诸如雷丸、芜荑、槟榔、贯众等；如兼患牙疳，以牙疳散外敷。若兼见其他诸脏病症者，须辨证灵活论治。疳积已消、脾胃尚未复原者，当用参苓白术散加减调理。

此外还有附牙疳散方，用于治疗疳积引起的牙龈出血、溃烂及口臭等。配方为人中白（煅存性）、绿矾（烧红）、五倍子（炒黑）各 6 克，冰片 0.6 克，共研细末。用时先用温水将患处拭净，然后敷之，每天 2—3 次。本散无毒。

针刺四缝穴是治疗疳积重要的辅助手段，早见于《针灸大成》。四缝为经外奇穴，位于两手除拇指外其余四指的掌面，由掌起第一节与第二节横纹中央即是。其法以三棱针深刺穴位，约 1.5—3 毫米，刺出稠质黏液。疳重者全是黏液，轻者黏液夹血，未成疳者无黏液而见血。间日或三四日刺一次，一般刺 3—6 次，黏液渐少，直至无黏液仅见血。四缝穴的部位与三焦、命门、肝和小肠有内在联系，针之可调整三焦，理脾生精，不但能加速治疗，且在诊断上亦有鉴别与预后的意义。

四、癫痫的治疗经验

小儿癫痫是一种常见的神经系统病症，在祖国医学中早有记载。《素问·奇病论》曰："帝曰：'人生而有病巅疾者，病名曰何？安所得之？'岐伯曰：'病名为胎病。此得之在母腹中时，其母有所大惊，气上而不下，精气并居，故令子发为巅疾也。'"巢氏《诸病源候论》谓："痫者，小儿病也。十岁以上为癫，十岁以下为痫。"

根据经义可知，小儿癫痫的发病机转有起于妊娠时孕母受过大惊。惊则气乱而逆，其精从之，胎儿受此异常的精气影响，发育异常，所以出生以后发为癫痫。看来，这当属于症状性癫痫。

我们在临床中可见，此类患儿固属不少，但其他原因造成的更多。如因急惊风时下痰不净，痰入心包，久而致成是证。又因小儿心热素盛，骤因惊热而邪气冲逆，亦致成痫。

痫病之发，多无热度，与惊厥之起自高热者不同，治疗上亦有区别。万密斋曰："痫者卒然而倒，四肢强直，目闭，或眼珠翻上不转，口噤，或有咬其舌者，口中涎出，或无涎者，面色或青或白，或作六畜声。"这是痫证的主要表现。关于其病机与治则，前贤亦多明示。如清代医家沈金鳌引金元四大家之一的刘完素之言："大抵血滞心窍，邪气在心，积惊成痫，通行心经，调平血脉，顺气豁痰，乃其要也。"并分析指出，"诸痫发不能言者，盖咽喉为气之道路，风伤其气，以掩声音道路之门，抑亦血滞于心，心窍不通所致耳。"故治痫之法，首先治痰，痰在上者吐之，痰在里者下之，以豁痰利窍，清心抑肝，先治其标，痰祛以后，再图其本。

常用之药，以钩藤、天麻平肝熄风，胆星、竹节、白附子、天竺黄、川贝母豁痰利窍，或痰得上越吐出，亦可用竹沥、保赤散、礞石滚痰丸等下其顽痰，而以龙齿、菖蒲入心镇痫。痰浊涤除，其痫日轻，有显效者痫发即止。然后以金箔镇心丹培补元气，养心安神，平肝熄风，杜其复发（金箔镇心丹方：移山人参 4.5 克，茯神 6 克，紫河车 3 克，琥珀 3 克，甘草 1.5 克，朱砂 3 克，制胆星 3 克，珍珠 3 克。上药共研细末，炼蜜成丸，金箔 5 张为衣）。多数患儿运用此法所得效果比较令人满意，而对于所谓特发性癫痫患儿，可以根治不发。

然临证施治，未可一概而论。董氏曾治一痫疾女孩，年 4 岁，痫发 2 月，日作一二十次，多方求治无效。就诊之时，面色带青，舌苔薄腻，喉有痰鸣，脉象滑数，故断其主因为痰。先用豁痰下痰之剂，内入保赤散，或配琥珀抱龙丸。连服十余剂后，痰声渐化，痫发大减。随即以金箔镇心丹一料治本，而有 2 月未发。后因异常雷声，神清不昧，身痛颤动，复卧于床。考虑到此次发病是由于雷鸣震心动神，肝风内起，其脉弦涩，弦为肝盛，涩为血滞，即血不养筋，风动而搐，故得病主因系血涩筋急。亟仿清代

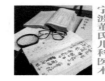

医学家王清任之身痛逐瘀法，数剂后风息搐止。此亦治痫法之变方也。

若是源于脑的器质性疾患，而见肌肉强直或阵挛，伴有意识丧失之综合征，反复发作不止，这类患儿，虽选用醒脑、镇痉、顺气、豁痰，而效多不彰。虽其中部分或能痫定不发，但神志痴钝，语言笨拙，预后很不理想，癫痫甚至成为终身疾患。其根治之法尚待进一步探索。

五、母婴同治"脚气型"泄泻

脚气型泄泻患儿，出生不久即有泄泻，色青，夹有奶块；小溲如常，饮食尚可，无脱水症，但面白神萎，烦吵不安，甚至抽搐易惊。使用一般的中西药物，见效不大，反复不止。如停哺母乳，往往泻止；若继续哺乳，泻即复发。由于哺乳引起泻泄，所以董氏从母乳上寻找原因。关于母乳可致儿泻，早在《景岳全书·小儿则》中即有引录薛氏之说："若小儿自受惊，或乳母恚怒，致儿吐泻青色者，宜用异功散……吐泻青白色者属寒，法当温补脾土。"现代医学中的婴儿脚气病分成消化系、神经系、循环系三种表现，以消化系统症状为主者，可出现轻泻，且认为若乳母的维生素 B_1 摄入量长期不足，新生儿即可患此病。从中医观点看，成人脚气病有干、湿之分，若乳母之隐性脚气病是湿性，可有内湿滞留，乳中夹湿邪，哺乳易致婴儿泄泻。因此，把这类泄泻暂拟名为"脚气型"婴儿泄泻。本证属伤于母乳，运化受损，脾虚不复，治以健运脾胃，消运乳汁，方选异功散加炒麦芽、木香、炒山楂、车前子。

曾治患儿汪某，男，4个月。出生后不久即有泄泻，粪便稀薄，日十余次，形色萎羸，舌净无苔，小溲通长。乳母蹲踞、踝膝反射异常，乃"脚气型"泄泻。嘱停母乳，代米汤等，药用温运消积。处方：炮姜1.8克，楂肉炭9克，炒麦芽9克，煨木香2.4克，党参4.5克，清甘草2.4克，陈皮3克，青皮4.5克，焦白术9克。3剂。二诊时，停乳进药，便下成条，为4个月来所未有，舌苔薄净，形神亦振，小溲通长。再以理中加味，建议其以人工喂养。再予处方：党参4.5克，焦白术9克，炮姜1.8克，清甘草2.4克，炒麦芽9克，广木香2.4克，陈皮3克。3剂。以后家属告知，不哺母乳，大便从此正常。

六、董氏指压法治吐乳症

婴幼儿吐乳症是儿科常见病，患儿自出生后即频频吐乳，一日数度，喂乳后烦躁不安，时时转颈并腿，有的即刻就吐，也有的在食后30分钟至1小时左右自吐，量多，呈喷射状，吐后患儿安静，仍可再次喂乳。有的婴儿吐乳长达数月不愈，营养无法正常吸收，更有迁延至7岁，病久形体羸瘦，常伴有营养不良、贫血、佝偻病等，严重影响小儿的生长发育。

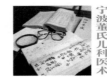

　　本病的病因责之于胃，《幼幼集成》中有记载："小儿呕吐，有寒有热有伤食……其病总属于胃。"《灵枢·邪气藏府病形》曰："胃病逆，膈咽不通，食饮不下。"故本病起因是胃失通降，秽浊之气循经而上，导致咽喉不适，而引发反射性呕吐，犹如频繁地以鹅羽抵咽探吐之状，致使呕吐反复不愈。董氏在对 96 名患儿做了 X 线钡餐检查后发现，全部患儿均有不同程度的胃食道反流现象，反流液甚至上达咽喉部。现代医学认为，胃食道反流症的病机乃是下食道括约肌功能不全（6 个月以下婴儿的食道下段高压带尚未形成完善），属功能性呕吐，与中医学所谓胃病气机上逆的病因病机相吻合。

　　董氏在对患儿的诊察中发现，吐乳症与患儿咽喉部之"火丁"有关。所谓"火丁"，又称"蒂丁"，是指与悬雍垂相对的会厌软骨局部突起甚至高耸坚硬，此为浊邪火热熏蒸，形成"火丁"。根据针灸学原理，凡内脏功能失调，沿其经络系统可产生具有良效的治疗点。而"火丁"的部位正是足太阴脾经、足阳明胃经在体内循行所过之处。经云："足太阴之脉属脾，络胃，上膈，挟咽，连舌本，散舌下。""足阳明胃经……循喉咙，入缺盆，下膈，属胃，络脾。"脾气宜升，胃气宜降，"火丁"高突，胃气上逆，引起呕吐，故"火丁"可作为一个具有良效的治疗点，按压其可促使脾胃气机调畅，通降复常，而奏平逆、降浊、止呕之效。具体操作手法：医师以消毒后的食指蘸少量冰硼散，快速地按压舌根部的"火丁"，随即退出手指。隔日按压 1 次，3 次为 1 个疗程，大多数患儿经 1 个疗程甚至 1 次按压即愈，吐未止者也可再做 1 个疗程。

曾治患儿叶某，女，2 个月。患儿出生未满月时即吐乳频作，求治于西医儿科，予阿托品、维生素 B 等，治疗未效，作 X 线钡餐检查显示胃扭转。采用体位及保守疗法，且曾服中药，吐仍不止。来诊时，吐奶不止，腹满胀气，矢气频多，大便酸臭，小溲尚长，啼哭不安，舌苔薄润而腻，其舌后部有蒂丁高起。证属胃寒气逆，受纳、腐熟之职失司。拟辛香温运，以和胃气。处方：陈皮 3 克，紫丁香 1.5 克，砂仁 1.5 克，青皮 3 克，钩藤 4.5 克，枳壳 3 克，姜竹茹 4.5 克，生姜 2 片。3 剂。又以手法压蒂丁，敷冰硼散。二诊时频吐已止，尚有作恶，腹部柔软，大便通调，啼哭较安，小溲通长，舌苔薄润。原法已效，稍予增减。处方：上方去砂仁、枳壳、生姜，加木香 1.8 克，生甘草 1.8 克。3 剂。又压蒂丁一次。药后诸症皆平。

[贰] 经方运用

董氏儿科在临证方药的运用上善于总结、继承、组合、创新，对于小儿的生理病理特点较为贴合，有独到的见解，灵活有效。兹举其用药经验如下。

一、小儿用药六字诀

育儿诚难，医之治小儿病尤难，以呱呱襁褓，啼哭无端，疾病疴恙，不能自白。脏腑柔弱，易虚易实，易寒易热，用药一或不当，最易变起仓促。昔有阎孝忠"五难"之叹，张景岳"宁治十男妇，莫治一小儿"之言，可见儿科医者之不易也。董氏以幼吾幼之心，推而及之于幼人之幼，勤求古训，博采众法，历经琢磨，爰拟用药六字诀，为后学者备之，以作参考。

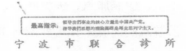

董氏儿科第五代传承人董维和手迹

一曰"轻"。轻有两端。一为处方应轻。如外感风寒，表实麻黄汤，表虚桂枝汤，一以散寒，一以和营，则邪祛表和，其热自解。如是感受风温风热，则桑叶、薄荷、荆防、连翘之类清凉解肌之品，疏化即可退热。此均轻可去实之轻也。常见寒闭热盛而惊厥者，此因高热不能胜任也，不可遽投镇惊之品，其反能引邪入里，因其病在太阳，必须解表，方为正治。当然，乙脑、脑膜炎则须另法治之。二为用量应轻。小儿肠胃娇嫩，金石重镇，慎须考虑。药量过重，易伐胃气，而小儿生长发育全赖脾胃生化，况百病以胃气为本，胃气一耗，胃不受药，病既不利，亦且伤正。然必根据其病情，轻重适宜，以不能影响胃气为必要。

二曰"巧"。巧者，巧妙之谓也。董氏于临床，尝治顽固之婴儿泄泻，中西药治无效，遂从母乳方面考虑，对乳母作蹲踞、踝膝反射试验，测知有隐性脚气病存在，致使患儿缺乏维生素 B_1 而久泄不愈。停服母乳，调治即愈。此亦法外之法也。这类病儿临床很多，寻索巧思，明其病因，见效如神。

三曰"简"。简者，精简之谓也。医之治病，用药切忌芜杂，芜杂则药力分散，反会影响疗效。尝见，以为病之不瘥也，药量不足也而倍之，药味不敷也而增之，此舍本逐末、揠苗助长之蠢举也。医能明其理，熟其法，则处方也简，选药也精。前辈名哲，每多三五七味，对症发药，虽危重之候，获效迅速。

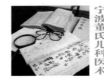

　　四曰"活"。中医治病，首重灵活。同一病既有一般，又有特殊。如果见病治病，不分主次，不知变化，笼统胶着，甚或按图索骥，对号入座，慢性病或可过去，急性病必误时机。尤以幼儿弱质，病症变化更多，朝虽轻而暮可重，或粗看尚轻而危机已伏，反之，貌似重而已得生机，比比皆是。凡此种种，医者当见微知著，病变药变，则可减少事故，而操必胜之券也。

　　五曰"廉"。董氏用药，从不滥施昂贵之品。虽在旧时，亦不以珍珠、犀羚、人参、鹿茸取宠于官僚贵阀或有钱富室。新时期，为劳动人民着想，更因制度之优越，药价下降，所以处方之廉，病家初多疑虑，终则奇之。事实上，人之患病，以草木之偏性来补救人身之偏胜，但求疗疾，毋论贵贱。价廉效高，反能取信于广大患者。

　　六曰"效"。病人求医，是望病之速愈。医者对病人则要有高

董维和手稿

度的责任感，要处处推己及人，所谓急病人之所急，痛病人之所痛。轻病者驾轻就熟，较易见效；重病者则因病情变化多端而须思索周到，尽情关切，以期治愈。然"效"之一字，不是唾手可得，必须谙于医理，娴于实践，更须有仁者之心、灵变之术，方可不负于人。

再赋俚句如下：

"轻"可去实有古训，"巧"夺天工效更宏；

"简"化用药须求精，"活"泼破地建奇勋；

"廉"价处方大众化，"效"高何须药贵重；

自古贤哲多求实，昭示后人莫蹉跎。

二、桂枝汤方的应用

桂枝汤为张仲景《伤寒论》的群芳之冠，我们读仲景书，首先要参透其艺术精神，熟谙其方药运用之妙，然后才能娴其精奥，应机知变。以桂枝汤来说，其变化之多，应用之广，非深入细味、狠下功夫，实难望其项背。临床上运用桂枝汤及类方的机会很多，尤以小儿肌肤柔弱、肺脾不足，易见营卫失调、气血不足，宜于桂枝汤及类方的应用。吴鞠通有云："儿科用苦寒，最伐生生之气也。小儿，春令也，东方也，木德也，其味酸甘……故调小儿之味，宜甘多酸少。"桂枝汤方内桂枝、生姜祛除内寒，扶卫暖中，寓有少火生气之意；草、枣、白芍酸甘生津，养营安内，而有资

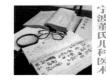

助化源之义。且汤内四药，每作调味之用，为脾胃之气所天然适应，小儿服时不感其苦，亦一长处也。因此，董氏对仲景桂枝汤极为赞赏，临床运用颇广。

桂枝汤之用于太阳中风、低热起伏、自汗寝汗诸症，为众所熟谙，此乃基于桂枝汤的调和营卫之功能，据情而随症加味：初感风邪加防风、苏叶梗、杏仁、前胡；汗出较多加麻黄根、浮小麦、糯稻根、龙骨、牡蛎等品；若舌淡汗淋，呈现气阳不足，则加黄厚附片、玉屏风散诸药。在低热缠绵，伴有卫虚汗多时，投以桂枝汤，甚为合拍，但董氏之长在于每与青蒿、白薇、地骨皮、银柴胡配合，是一个很大的特点。

曾治患儿李某，男，5岁。高热以后，低热不清，已有月余。面色苍黄，寝汗淋多，饮食欠香，二便尚调，两脉濡弱，舌淡苔薄。表虚阳弱，营耗邪恋，治以温阳和营。处方：桂枝、炙甘草各3克，白芍、青蒿、白薇、花粉各9克，黄厚附片4.5克，生姜2片，红枣2枚。4剂，热退症愈。

董氏之用，以桂枝汤加青蒿、白薇之属，投于热病高热已降、低热缠绵，此时的病机具有营卫已耗而邪热未彻的特点。运用本方，乃是以桂枝汤调和营卫，以青蒿诸药领邪外出，故每投数剂即效。若论其病，恐非伤寒，或系温病，是则桂枝汤之合青蒿等能适于温病恢复期的特定证型。

若云桂枝汤专治中风，不治伤寒，致使疑而不用，或谓专走肌表，不治他病，实亦粗工之语。有不少小儿，禀弱汗多，虽不发热，却不食粥饭，娇嫩消瘦，时易感邪，父母忧之，求治时但望开胃止汗。这类病孩多舌苔薄润。从表面看并无其他症状，似为调理而来，但究其内情，实为营虚卫弱。若不适当调摄，则动辄感冒发热，最易导致咳嗽、肺炎。此时可用桂枝汤调和营卫，再根据不同情况加味而施，或加入敛汗，或参以和胃，或配以扶正等。

曾治患儿张某，男，7岁。汗出淋多，胃纳较差而求治，然其形体消瘦，面色萎黄，舌苔薄润，脉细带数，以其气弱表虚，营卫失调，故用桂枝、清甘草、陈皮各3克，白芍、太子参、谷芽各9克，玉屏风散（包煎）12克，当归6克，生姜2片，红枣3枚。5剂以后即汗出减少，胃口亦动，继以原法调理而渐安。

小建中汤与桂枝汤相为表里，即桂枝汤倍芍药加饴糖，是《伤寒论》中著名的效方，温中祛寒，缓急止痛，资助化源，调和营卫，适用于虚寒性腹痛、寒热、心悸、虚劳等。董氏运用本方治疗小儿虚寒性腹痛，疗效令人满意。

曾治患儿曹某，男，11岁。腹痛反复，已有年余，近寒热不已，腹痛便溏或干，有时便血，面色萎黄，形体消瘦，纳谷不香，舌淡无苔，脉虚软（西医外科诊断为节段性肠炎），此为太阴虚寒，营卫失和，脾不摄血，以小建中汤主之：桂枝3克，白芍9克，

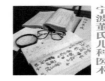

煨姜 3 片，红枣 5 枚，炙甘草 3 克，饴糖 30 克。4 剂以后，腹痛已和，低热不退，便中带血，原法增以补气，加党参 6 克、黄芪 10 克。又 4 剂，便血已和，便下欠实，以小建中合附子理中汤温里扶阳，调治十余剂而安。

本例腹痛时作，大便常泄，面色萎黄，舌淡脉软，属脾土虚寒之证。但又寒热不已，便血。从辨证看，是化源不足，营卫失调，脾虚统血失职而成。小建中汤治"悸衄，手足烦热"诸症，前贤亦屡有指出，本方可用于阳不摄阴之多种失血（见《圣济总录》《济阴纲目》），故本例用小建中汤即解。二诊增益气之品，脾气得充，则便血即止。盖因大便不实系脾阳虚弱，改用附子理中汤，低热不退，仍以小建中汤调和营卫以退热，终得病瘥而安。

董氏对于桂枝汤的应用，有的加味出入于桂枝汤类方，亦有参入后世的经验用方，但董氏并不以桂枝汤作为主方起作用，反而是加味解决主要的病机病情，桂枝汤全方则起到温阳通脉、开启机杼的作用，是董氏的特殊用法，颇有新意。这样的使用方法扩大和充实了桂枝汤的应用范围，特别是对于小儿阴阳两稚之体，桂枝汤虽为辅佐，却也有着不可忽视的作用。

三、金蝉脱衣汤治过敏性紫癜发作期

小儿过敏性紫癜是以皮肤紫癜以及关节肿痛、胀痛为主的出血性疾病，多见于 3 岁以上小儿。西医学认为，本病是由某种过

敏因素直接或间接地作用于毛细血管，使管壁渗透性加强所致，可能与自身免疫有关。本病西药治疗疗程较长，愈后又常复发，中药从凉血着手，疗效亦不理想。《临证指南医案》指出，其"斑者，有触目之色，而无碍手之质""或布于胸腹，或见于四肢""盖有诸内而形诸外""邪蕴于胃脾，而走入营中"。结合临床观察，小儿紫癜的形成与成人有所区别。以脾主运化，主四肢肌肉而统血，运化失健，则水谷精微化湿而为滞。尤以小儿脾本不足，常致运化失健，而致湿邪内滞。因此，以小儿之生理、病理特点而言，本病的主要机理在于脾。如复感风热之邪或湿热郁结，则化火动血，均可灼伤脉络而使血液外渗。如溢于内，则见便血、尿血；发于肌表，则为紫癜。脾主四肢，为湿困，故紫癜多发于四肢，初发者舌苔多见薄黄或腻，亦为湿滞之明证。又以小儿脏腑本弱，脾常不足，卫外不固，故更易使此病反复发作。因此，对本病的治疗，发作期以治其标为主，而缓解期则当治其本，使脏气清灵健复，病不易复发。

董氏根据过敏性紫癜的病机特点，结合自己的临床经验，拟金蝉脱衣汤用于过敏性紫癜发作期的治疗，效果良好。本方组成为连翘、银花、防风、蝉衣、米仁、茵陈、猪苓、苍术、赤芍、红枣、郁金、桂枝。方中以连翘、银花、防风、蝉衣清热疏风；米仁、茵陈、猪苓、苍术清化湿浊；赤芍、红枣以和血脉；郁金既能解郁理气以助化湿，与桂枝、赤芍、红枣合用又能调和营卫；桂枝性温，力善宣通而散其邪气，但用量宜轻。诸药配伍，使热清湿化，血归经脉，则紫癜消退。本方尚可根据临床辨证加减使用。邪伤肺卫而致咳嗽不爽者，可加桑叶、象贝、黄芩等清宣肺热之品。热毒盛者，当去桂枝，加生地、丹皮、黄连、黄芩等清热凉血之药；兼饮血不足者，加冬青子、旱莲草、生地等以滋养肝肾。血尿者，加白茅根、大小蓟草等以凉血和络。腹痛便血可酌加地榆炭、荆芥炭、白芍、甘草等以止血制痛；兼积者，加山楂、内金以消积和胃。

曾治患儿冯某，男，9 岁。患儿在 1977 年曾患过敏性紫癜，经西药治疗后好转。1978 年 4 月 13 日，因患风疹以后紫癜又发，即来中医求医。实验室检查：血小板 237×10^9/L，血色素 11.5 克，出凝血时间均为 30 秒。

初诊按语：风疹初隐，两下肢紫癜散布，纳谷一般，舌红苔薄腻，二便尚通，脉滑略数，治以清疏化浊。

处方：连翘 9 克，银花 9 克，蝉衣 3 克，米仁 12 克，泽泻 9 克，茯苓 9 克，郁金 5 克，赤芍 5 克，桑叶 9 克。3 剂。

二诊时，紫癜渐隐，未见

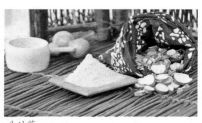

生甘草

新发，舌红苔净，口腔内见有溃疡，治以清化。

处方：上方去米仁、泽泻、桑叶，加小生地 12 克、淡竹叶 6 克、丹皮 5 克、紫草 2 克。4 剂。

三诊时，紫癜已隐，口内溃疡已平，舌红苔净，二便尚调，治以调养。

处方：生地 12 克，银花 6 克，蝉衣 3 克，北沙参 10 克，当归 6 克，赤芍 5 克，淮山药 9 克，红枣 5 枚，生甘草 3 克，冬青子 12 克。5 剂。

药后病情稳定，舌洁纳可，再以归脾汤加减合阿胶，以补益气血为主，调理经旬，随访 3 年，未见复发。

该患儿曾患紫癜，患风疹以后，紫癜又发，且舌苔薄腻，此当为素体脾运未健，湿浊未清，故感风热之邪以后，湿热又搏，伤络而发为紫癜，用金蝉脱衣汤去桂枝。3 剂以后，紫癜渐隐，舌苔化薄而口内溃疡，此湿渐去而虚火上浮也，故原方去米仁等化湿之品，加清养之药小生地、淡竹叶。又 4 剂，诸恙得和，乃其气阴本虚，故以归脾汤加阿胶以调运脾胃气血而收功。

四、苓桂术甘汤的应用

苓桂术甘汤为张仲景的名方之一，兼见于《伤寒论》《金匮要略》，如"伤寒，若吐、若下后，心下逆满，气上冲胸，起则头眩，脉沉紧……茯苓桂枝白术甘草汤主之"，又有"心下有痰饮，胸胁

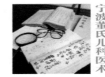

支满，目眩，苓桂术甘汤主之"。

董廷瑶常将本方用于治疗某些小儿哮喘病，证属肺脾阳虚、饮邪上渍者。临床可见痰喘频发，胸脘满闷，短气喘促，咳吐黏涎，其舌淡，苔白而滑，脉濡弦等。董老指出，本方之用于该症，乃以茯苓祛痰蠲饮，渗脾利水；桂枝温通阳气，宣布气化；白术健脾运中，燥痰行水；甘草为使，得茯苓则不资满而反泄满。此为温阳化饮、培土制水之法也。

董老用本方甚为灵活，而又有祛饮平喘与健脾杜痰之别，每根据其症参以其他方药，独具匠心。譬如在哮喘发作之时，若见脾肺阳虚、痰浊壅盛、喉鸣气喘、舌苔厚腻白滑者，必加二陈、三子等，这是最常见的情况，重在涤痰利气。如喘作兼见水寒射肺、咳逆难以平卧、舌淡而苔白滑湿者，辄与干姜、细辛、五味子配合，乃以温肺行饮为主。若痰饮久伏，蕴郁化热，而见痰吐黏稠，舌苔腻而黄者，亦可配定喘汤之条芩、桑皮、白果之属，此时即以蠲饮与清肺兼顾。

又如，在哮喘缓解期，常以本方用作杜痰的基本方之一，亦每与二陈、三子相合，以健运脾土，化饮祛痰，系积极预防的良法。若喘虽初平而仍咽痒气呛、咳甚息促者，可与止嗽散之百部、白前、紫菀、橘红诸品配合，以温化痰饮，肃肺止咳。若兼见腠弱易汗、时有低热、脉呈浮弱之小儿，是凤有内饮而又表虚不固者，则合桂枝汤尤宜，以化伏饮而固藩篱，每可减少哮喘复发。

曾治患儿颜某，女，10岁。哮喘1年，不时举发。现喘尚和，但夜咳阵作，喉中痰鸣，鼻涕稀多，纳食较少，大便如常。舌苔白滑，质淡润，脉濡而弦。证属寒饮聚膈，胸阳不振，以苓桂术甘加味：茯苓、焦白术、半夏各9克，桂枝、甘草、陈皮各3克，细辛、干姜、五味子各2克，白芥子6克。7剂。服后其咳即减，哮喘不作，胃纳亦动，但涕痰仍多，故以苓桂术甘为主，或加干姜、细辛、五味子，或合二陈、三子，连续服用，未有复发，而安度冬月。

张仲景首创之"病痰饮者，当以温药和之"，历来被奉为治饮之不易法门，而苓桂术甘汤又是体现该治则的代表方剂，后世各家对此阐发颇多。金代医学家成无己指出，本方之要义在于"和经益阳"（《注解伤寒论》）。清代医学家尤怡谓其为"治痰饮之良剂，是即所谓温药也"（《金匮要略心典》）。至近贤张锡纯创制理饮汤，亦是以本方为基础，增以干姜、杭芍、橘红、川朴所成，主治阳虚饮停、脘闷气短、喘促吐涎、脉弦迟细弱者。董老认为，张氏之立法制方比较深刻，颇可借鉴。

董老对哮喘证属肺脾阳虚、痰饮上壅者，擅用苓桂术甘加味。其突出之处在于，经过复方加味，该方不仅可用于哮喘之缓解期以健脾化饮，且可用于哮喘之阵发期以通阳泄痰，从而熔祛饮与杜痰于一炉，兼具治标及图本之意。于此可见，董老治疗小儿痰饮哮喘有其自身特点，亦深得仲景之奥旨而善用经方也。

五、二陈汤类方的应用

小儿素称"稚阴稚阳"，以其脾胃功能未趋完善，若喂养不当或恣啖生冷，极易生湿酿痰，运化无权，进而气机阻滞，升降失常，则呕恶吐乳、乳食递减、哭吵不宁等消化道疾病屡见不鲜。复罹风寒外邪则呈咳嗽气促，呕吐痰涎兼发呼吸道疾患。董氏常以二陈汤加味治疗上述诸症，审因论治，活法应变，辄能得心应手。

（一）二陈汤复方的应用

二陈汤通治一般痰饮为病，故明末清初医学家汪昂称此为治痰之总剂，实乃治湿痰之专方也。董氏常以二陈汤加复方治疗小儿外感咳嗽或哮喘等。风寒外束、肺气闭塞、痰浊内阻、咳嗽气促、舌苔薄白、脉象浮滑者，常以二陈合麻黄汤或三拗汤为基本方，宣肺定喘，化痰止咳。若痰多喉鸣久者，酌加三子，痰浊去，肺气降，则咳喘均和。如见小儿面白不华，自汗，胃纳不馨，易感外邪而每多咳呕痰涎，舌苔薄润，脉象濡软，乃禀赋素薄、营卫不和、脾运失健之故，则予二陈合桂枝汤调和营卫，健脾化痰。药后不但咳吐渐停，且收汗戢胃开之效。倘素有宿饮，哮喘虽瘥，然寒饮伏遏胸中，遇寒哮喘频作，法当温通阳气以蠲饮寒，苓桂术甘汤为主，此时合二陈汤，尤能顺气化痰，健脾蠲饮，每得温化而咳喘自平。

（二）温胆汤的应用

温胆汤乃二陈加枳实、竹茹，具清降积热、化痰安神之效。方中枳实消滞下气，竹茹开胃土之郁，清肺金之燥。《诸病源候论》曰："小儿饮乳，因冷热不调，停积胸膈之间，结聚成痰，痰多则令儿饮乳不下……痰实壮热不止，则发惊痫。"临床用治幼儿咳呕回乳、寐则惊悸哭吵等痰热扰胆、胃气不和之症，辄收速效。气弱者，则去枳实以免破气之弊。

（三）六君子汤及星附六君子汤的应用

小儿阴阳两稚，肺脾不足，若伤于乳食，痰湿内滞，每见泻痢胀满；或外感病后，痰浊未清，持续咳嗽；或痰多呕恶，纳呆便溏。凡此脾肺两虚、痰湿不化者，董氏每以六君子汤调治。于脾气不足，不能输精于肺，方中二陈汤燥湿化痰，党参、白术益气培土。盖痰之生由脾运健则痰湿悉化，胃气充而肺得其养。故六君子汤之扶助胃气，扶正达邪，为小儿善后调理之良方也。若脾肺两虚而痰涎尚多者，则以星附六君子汤标本兼治。

（四）金水六君煎的应用

本方为二陈汤加当归、熟地。《景岳全书》指出其功用为："治肺肾虚寒，水泛为痰，或年迈阴虚，血气不足，外受风寒，咳嗽，呕恶，多痰，喘急等证神效。"痰饮病轻则治肺脾，重则治肾。以虚痰之本源于肾，肾气虚则闭藏失职，上见饮泛为痰，下呈不约为遗，故加熟地、当归使肾气得充，厚其闭藏之力，则水湿运化，痰之本源清也。肺为水之上源，上源得清，金水相生，肾气振复，固摄有权则遗漏自止。故前哲云，脾肾为生痰之源，肺胃为贮痰之器，议从肺脾肾三经合治，补金水土三虚，上能化痰止咳，中能温运健脾，下能益肾固涩。此本方之妙旨也。故于临床治小儿咳喘遗尿，食欲不振，肺脾肾三经同病者，每获药到病除之效。

[叁] 各家学说的运用

董氏儿科不但有一套独特的治疗方法，而且善于继承、总结前人的经验，临床上善用经方，活学活用。兹举董氏在《伤寒论》《温病条辨》《小儿药证直诀》中的所学所用如下。

一、明伤寒之理，用伤寒之方

董氏推崇明伤寒之理，用伤寒之方，谓其"方方皆古，法法循经"，值得吾辈深研细玩。前哲徐灵胎曰："医者之学问，全在明伤寒之理，则万病皆通。故仲景之书只有二种，伤寒论治时病之法也，金匮治杂证之法也，而金匮之方，则又半从伤寒中来，则伤寒乃病中之第一症，而学医

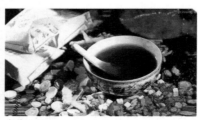

中药汤剂

书贺董氏中医儿科研究所在浙江宁波成立

董氏儿科源远流长
上溯仲景融汇仲阳理
遍历艰辛为童临床推
赞全国继承弘扬

二〇〇四年八月 张奇文

中华中医药学会儿科分会首任会长张奇文题词

者之第一功夫也。"俞东扶曰："伤寒为大病，治法为最繁，必熟读仲景书，再遍读后贤书，临证方有把握。"故董氏深信其意，并熟练用之于临床。

（一）六经辨证治腹泻

董氏治腹泻，善用六经辨证之法贯穿其中，如葛根芩连汤之治肠热泄泻，属阳明；理中汤之治脾虚阳弱，属太阴；四肢清冷、嗜卧神萎、泻下清水、脉微舌淡者，已属少阴，可用附桂理中汤或桃花汤复合，再加其他固涩之品。至于五苓散加味之用于气化不行、分利失职之腹泻或吐利交作，应归于太阳。腹泻，伴见胁痛作恶、四末清冷、寒热起伏、脉弦苔薄等，就属少阳，可用四逆散加味治之。更有乌梅汤剂主治久利腹泻，当属厥阴无疑。

曾治患儿沈某，女，3岁。大便烂溏，1日2—3次，已有周余。腹痛连及右胁，四末清凉，小溲尚长，时欲作恶，脉弦滑，舌苔白腻。肝脾失和，湿食里滞，治以四逆散加味。柴胡、甘草、煨木香、川朴各3克，枳壳、赤白芍、藿香各6克，姜川连1.5克，炒楂曲各9克。4剂。服后大便即和，恶止能食，唯右胁尚痛，续以四逆散加香附、川楝子、佛手花、厚朴花之属而痊。

（二）经方救治高热重症

小儿元阴不足，风火易动，故若邪热不泄，迅即化火，而致症现危重。感证之高热，病在三阳，而以阳明传变为多，这与小

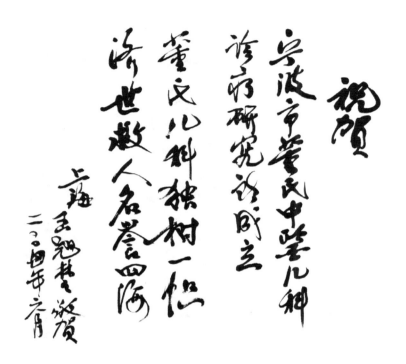

祝贺

宁波市董氏中医儿科
诊疗研究所成立

董氏儿科独树一帜
济世数人名誉四海

上海王翘楚敬贺
二〇一四年夏月

上海市中医文献馆原馆长王翘楚题词

儿易见胃家实、时夹滞、常蕴里热不无关联。凡症见高热大汗、烦躁口渴、舌红脉洪大者，即当从阳明经证论治，主以白虎，酌加银花、连翘、栀子、豆豉、芦根、竹叶、桑叶、黄芩等品。咳嗽有痰，须加杏仁、象贝、竹茹、前胡。形体软弱、脉象见虚者，应加太子参。若舌干苔净，配花粉、石斛；舌苔腻者加赤苓、六一散等。热耗气阴者，伍生地、元参、麦冬、珠儿参等清热养阴；热高神昏者，则予紫雪丹、至宝丹、安宫牛黄丸等开窍醒神。若热结便秘，神昏谵语，当从阳明腑实证考虑，予以承气汤。腹满不显者，仅予生大黄、元明粉。邪热化火之势，须参石膏、知母、黄芩、连翘、栀子等品；若有火邪内犯心之势，亦应加用紫雪丹或至宝丹之类，每天 1 剂为度，察其症势而后议。

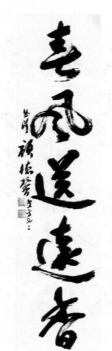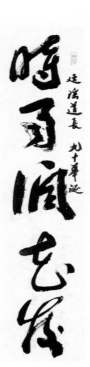

国医大师颜德馨题词

　　曾治患儿杨某，女，10 岁。壮热不退（39.5—40℃），已有 1 周，昏迷不安，便结 5 天，矢气转频，手足瘛疭，汗少溲赤，两脉数实，舌苔黄腻。西医诊断为流脑。阳明腑实之证，拟通腑泄热，予生大黄 9 克，元明粉（冲）、生枳实各 6 克，川朴、紫雪丹

（化服）各 3 克。1 剂。次日，神志仍昏，大便未下，汗出较多，小溲赤涩，脉象同前而舌绛苔燥。为实热逗留肠胃，势已化火化燥，改拟白虎加味清泄润燥，予生石膏 60 克（先煎），鲜生地、陈粳米（包煎）各 30 克，花粉 9 克，知母、菖蒲各 6 克，生甘草、紫雪丹（化服）各 3 克。1 剂。药后下大量宿粪，神志顿清，热势缓和，知饥索食，舌润脉静，续予竹叶石膏汤 2 剂而愈。

（三）谙麻桂安表通阳

麻黄汤原主太阳伤寒，历来应用颇慎。小儿稚阳之体，藩篱单薄，肌腠疏松，风寒之邪极易犯表，邪入肺经，易致咳喘。故在冬日或气温骤降之时，风寒侵袭之证甚为多见。症见恶寒喜暖，清涕频流，咳嗽气促，喉鸣呕恶，尿清便调，脉浮紧，苔白，即可予之麻黄

董氏儿科第六代传承人董幼祺手稿

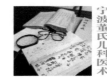
汤。亦有寒邪羁留，久咳不愈，非麻黄不能显功者也。咳而不畅，加象贝、桔梗、前胡、苏梗；痰多苔腻，加陈皮、半夏、苏子、白芥子；咳嗽频多，加百部、紫菀、冬花之品；素有宿饮，加细辛、干姜、五味子之属。

曾治患儿张某，女，5岁。反复咳嗽已有5月，起于夏日游泳着凉后。近日又鼻流清涕，痰多而咳，低热约有五六分，久羁不退。脉浮缓，舌苔白润。此为寒恋肺表，主治麻黄汤：麻黄、桂枝、甘草各3克，杏仁、紫菀、百部、白芍各6克，陈皮4.5克，姜半夏9克，生姜3片。5剂。药后痰松咳瘥，低热下降，仅在晨起稍有咳痰，脉软苔白，继予二陈汤合止嗽散，2周症除。

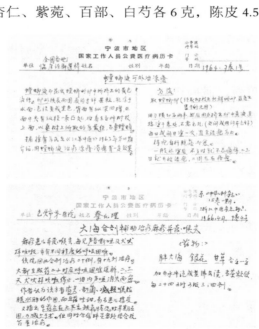

董维和手迹

二、温病学说的探究及运用

清代的温病学说是从《伤寒论》发展而来的。章虚谷曰：

"仲景论六经外感，止有风寒暑湿之邪。论温病由伏气所发，而不及外感，或因书有残阙，后人穿凿附会，以大青龙、越婢等汤证治为温病，而不知其实治风寒化热之证也。""太阳病发热而渴者为温病，是少阴伏邪出于太阳，以其热从内发，故渴而不恶寒。若外感温病，初起却有微恶寒者，以风邪在表也，亦不渴，以内无热也，似伤寒而实非伤寒。如辨别不清，多致误治。"

董氏认为，温病有伏邪和感证的区别。伏邪者，可被认为伤寒之一；但外感温邪者，则不能与伤寒相提并论。清代温病学家叶天士亦谓："温邪上受，首先犯肺……辨营卫气血，虽与伤寒同，若论治法，则与伤寒大异也。"伤寒所感为寒邪，温病所感为温邪。其感受途径亦不同，伤寒先入太阳，温病先袭口鼻。故两者的治法亦大相径庭。伤寒须汗，温病忌汗；伤寒忌误下，温病则下不嫌早；伤寒发汗而表寒即解，温病发汗而里热愈炽；伤寒以发表为先，温病以清里为主；伤寒多伤阳，故最后以扶阳为急，温病多伤阴，最后以滋阴为要。两者其实存在较大的区别，不可误诊，亦不可混为一谈。故董氏强调，处理温病时必须跳出《伤寒论》的束缚，否则掣肘殊多。

对温病初期用药，董氏注重轻清透邪。对风温之治，喜用桑菊、银翘合方加减，但一般仅用桑叶，而不用菊花；常用连翘，而少予银花。盖桑、翘性透解肌，而菊、银稍嫌偏于清凉，只在

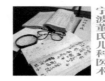

风热较重、咽红目赤时加用。对栀子、黄芩的配入亦慎。

另外，对于"秋燥"，董氏遵循叶氏之说，本证须考虑津液气阴亏少，呈鼻塞咳逆、咽喉干疼、发热口渴、痰黏难咯、便燥尿少、脉浮苔净者，从燥邪上受论治，主用桑杏汤类，佐入花粉、芦根、石斛、元参之属。虽无鼻塞发热等新感症候，却见鼻衄、唇裂、肤燥、便结、口渴、舌净诸症，每以生脉、益胃之剂加入元参、知母、芦根、茅根、藕节、桑麻丸等。

冬令之伤寒，每在寒邪不重而非麻桂所适应时，采用辛味轻透之法，选用苏叶、防风、淡豆豉、荆芥、伯前、桔梗、薄荷、桑叶、大力子、鸡苏散等，为轻清透邪的常用方之一，且对春秋时令风邪上受、寒热不著者亦可使用。

小儿春温之症甚多，温病确有伏邪、新感之不同。董氏认为，伏邪之位，或藏于膜原，或内舍于营，其症可见咳逆、咽肿、口疡、发疹，等等，而表证不重，故治当以清解泄热为主。若兼有外邪，则疏化辛凉自不限于葱白、淡豆豉，桑叶、薄荷、连翘亦宜。发热咳喘者，以麻杏石甘汤加味。咽喉肿痛，甚则溃腐，清泻里热可用银翘、马勃散为主，然须重泄肝火，选用青黛、射干、山豆根、板蓝根之属，体现叶氏之"伏邪发于少阳"。口舌疮疡者，亦属心胃郁热，久伏而发，常用降火汤（黄连、枳实、陈皮、生日草、通草）及清热泻脾汤（黑山栀、黄连、黄芩、茯芩、生地、石膏、灯心）；大便秘结者，再加大黄、元明粉等。伏邪之内舍于营者，董氏强调不要一味凉营泻火，反遏其外泄之机，而重在透泄撤热，所用之方必以辛凉与清解相兼，其中疏达诸品，正使内结之邪逐渐松化，正合叶氏之"入营犹可透热转气"。

董氏对于白露之后仍见状如暑热、暑湿之证情者，诸如发热较高、表证不著、口渴烦躁、倦怠脘痞、便结尿赤，或见舌苔腻浊等候，即作伏暑论治。以其邪深难解，医方透邪清解并进，夹湿者参以芳化淡渗，同时佐以涤暑之品，如藿佩、青蒿、荷叶、西瓜翠衣及甘露消毒丹之类。对热亢邪盛者，亦可选用苍术白虎汤；或因其连及膜原而配入柴胡、黄芩；或因其邪热在营而佐以青蒿、白薇。总在立法圆活，以疏通气机、透达伏邪为原则也。

三、《小儿药证直诀》学用探研

《小儿药证直诀》（以下简称《直诀》），是一部中医儿科学专著，乃北宋著名儿科医家钱乙的学生阎季忠搜集钱乙生前的论述、方剂编辑而成，较全面地论述了小儿的生理、病理特点及中医儿科的辨证方法、用药要诀，对中医儿科的发展起了极为重要的作用。今结合临床所得，以陈管见。

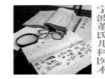

（一）上下求索，洞悉小儿生理病理

《直诀》在"变蒸"一篇里谈道："小儿在母腹中，乃生骨气，五脏六腑，成而未全。自生之后，即长骨脉……乃全而未壮也。"此种看法较完整地纠正了当世误以婴儿为一团阳火而肆用寒凉、伤败脾胃、杀伐生机之弊。《温病条辨·解儿难》又进一步解释为："古称小儿纯阳……非盛阳之谓。小儿，稚阳未充，稚阴未长者也。"充分说明了小儿无论在物质基础上的"阴"还是生理功能上的"阳"都是幼稚和不完善的，从而提出了稚阴稚阳学说，这与钱乙的认识是一致的。小儿体质特点是儿科学理论的中心思想，为历代医家所重视，但所见不同，且有所争论。如元代著名医学家朱丹溪提出"阳常有余，阴常不足"，虽非专指小儿，但有引用于小儿。《幼幼集成》中亦提及此语。董氏认为"阳常有余，阴常不足"从生理角度来讲是小儿稚阴稚阳学说的组成部分，从病理角度来讲也是相对而论的。陈飞霞认为："小儿阳火有余，实由水之不足。"张山雷曰："稚阴未充，其阳偏盛。"万密斋语："脾常不足，肾常虚。"以至小儿水虚火亢，肝风易动，本乎阴阳五行之理也。

钱乙提出"在母腹中，乃生骨气，五脏六腑，成而未全"，说明他认为婴幼儿所患的多种疾病与先天有一定的关系，而且小儿如初生幼苗，脏腑嫩弱，气血未充，物质基础和生理功能尚处于幼稚阶段，对外界的适应能力较弱，故在病理上也提出了"易虚易实，易寒易热"的说法。这一说法多为后世医家所推崇。

临床上，董氏根据这一特点，对于重病患儿，首先从先天和后天两个方面一起考虑，再经详辨，合理施治，从而取得较理想的效果。如先天性心脏病患儿，因发麻疹，疹常不透，甚则出现逆症、恶候。根据麻疹发病规律，其自内达外，由里出表，则必经血分，而患儿先天心气不足，致血运不畅，故在辨证用药时加入几味活血之品，常获良效。另如五迟五软立以温肾、补肾，都是同样道理。

（二）五脏分证，机圆法活愈疑难

《直诀》大体是从所主、本病、辨证、治疗四个方面进行论述。

心病主惊，多哭叫、惊悸、手足搐动、发热饮水。辨证：实则叫哭发热，饮水而摇，喜仰卧；虚则悸动不安，目淡红；热则心胸热，口中气温，目赤上窜，咬牙等。治疗：实热用导赤散、泻心汤；虚热用生犀散。

肝病主动，多哭叫目直，呵欠顿闷，项急。辨证：实则叫哭目直，呵欠顿闷，项急而搐，口中气热；虚则目色浅淡，身反折强直不搐；热则手弄衣领乱捻物，壮热饮水喘闷，或目青直视。治疗：实用大青膏，若能食饮水不止，大黄丸微下；肝热用泻青丸；壮热饮水喘闷用泻白散，兼有心热而搐用导赤散；虚热用地黄丸。

用五脏分证法归纳疾病症状显然对提高诊断和立法选方起到了十分重要的作用，此其一。其二，五脏分证论不是把各脏器孤立看待，而是注意到了其间的生克乘侮关系。如五脏中谈到治肝热以导赤散泻心火（此为实则泻其子），治肝虚风动以地黄丸补肾水（此为虚则补其母）等，《直诀》中所载"东都张氏孙九岁，病肺热"一案的治验足以说明之。五行生克乘侮，临床用之颇多，董氏用"培土生金"之法治疗一例疳积兼肺痈患儿，疗效颇为显著。

（三）治病求本，脾胃当先药精简

钱乙在治疗小儿脾胃之病时十分注意养胃健脾。他在"诸疳"篇里指出："疳皆脾胃病，亡津液之所作也。因大病或吐泻后，以药吐下，致脾胃虚弱亡津液……当生胃中津液，白术散主之。"在"伤风吐泻身热"篇里亦云"多睡，能食乳，饮水不止，吐痰，大便黄水，此为胃虚热，渴吐泻也，当生胃中津液……多服白术散"等。钱乙的论述确实较为中肯。拿小儿疳积来讲，虽然临证有虚、实或虚实夹杂，但其病机总在脾胃之津液不足，故最后总不离调扶脾胃之精气。阎季忠言："泄泻或惊风等诸病烦渴者，皆津液内耗也，不问阴阳，宜煎钱氏白术散，使满意取足饮之，弥多弥好。"当然，临床治疗并非套用呆板，须量其变化而活用，但总不离乎其要。

董氏曾治一患儿，来诊时泻已一月，每日泻下无度，稀薄而不臭，形瘦骨露，色萎纳呆，睡时露睛，舌红无苔，腹软溲少，四肢不温，呈现阴阳两伤证，病属危重，投予附子理中汤加乌梅、淮山药、五味子、石榴皮，阴阳兼补以酸涩之。2 剂后病家告知，患儿药入即吐，病情未瘥，而现烦扰，此为虚不受补，胃气殆惫，病情危笃。百病以胃气为本，古人曰："留得一分胃气，便有一分生机。"当务之急乃保胃生津，悟及张锡纯《医学衷中参西录》有重用山药一味而见验，于是改用西洋参 5 克另炖代茶，另用山药 60 克煎汤服，2 剂以后，药后吐止，病见起色，形神稍活。后渐次加味以调补阴阳，终获痊愈。

更有钱乙地黄丸，补中有泻，寓泻于补；泻黄散，苦寒中有辛散芳香，使不伤胃，用药贴切病情，效而不峻。其他如辨五色、部位及季节不同以用药等，处处顾及小儿的生生之气。这对于临床医生来讲确实值得注意，切不可急于求成而顾此失彼。

（四）钱乙名方，贵在灵通

钱乙创制之方，配伍得法，尤为量体裁衣，泻而不伐生气，补而不腻邪，对小儿甚为贴切，只要辨证得法，均可广而用之。

1. 导赤散

临床上，董氏用本方治疗新生儿、婴幼儿胎火所致的板牙、

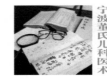

马牙、重舌、木舌（辅以针挑法），见效迅捷。心火上炎之夜啼，酌加蝉衣、灯心、钩藤；高热之口腔糜烂、舌尖红，加川连；齿龈红肿渗血，加知母、石膏、人中白；便下秘结，加生军；鹅口疮，加滑石、青黛、川连；龟头红炎、小溲短赤刺痛，加川连、车前子、瞿麦、萹蓄等。

2. 泻白散

临床上可用于治疗肺热气逆之咳嗽，配加黄芩、川贝母、款冬花等，其症可见干咳无痰，咳则较剧，或咽微红，舌红苔黄，日久不愈等。高热肺炎以后，或盛夏所致肺热阴耗之低热，可配青蒿、白薇、北沙参，口渴加石斛、花粉、知母。用之得当，效果良好。

3. 补肺阿胶汤

此方可用于肺热灼伤津液、无以涌痰而出之咳嗽。其症可见咳嗽日久，咳则较剧，喉中如有痰梗，咯而不畅，舌红少苔，脉象细数。若再加以南沙参、款冬花、川贝、石斛之品，其效更显。常服一二剂后，即能吐痰咳痰，再以养肺之沙参麦冬饮之类，久咳则可告愈。但须告诉病家，马兜铃有涌吐作用，药后偶有呕吐痰浊，是为佳兆，且有糯米辅佐，绝不伤胃。马兜铃有毒，对症后，中病即止，即是善用而非滥用者也。

4. 七味白术散

此方为治泻良方，主在健脾运津。每多用于热利后，脾气受耗，津液不能上承，或调养失宜、脾虚失运。其症可见便泄次多，稀散夹杂，腹软不痛，舌红苔薄黄，溲通色淡黄等。若热利以后，便尚有臭酸味，或稍带黏液，轻则加银花、扁豆衣，重则合以葛根芩连汤。若便无黏而次多者，加炒石榴皮、乌梅以收敛之；脾虚兼积，少佐麦芽、山楂；脾虚不化加淮山药、扁豆，临床用之效奇。另热利以后，每因津伤而致便反秘者，切忌导、润之品，白术散运津健脾，二三剂可愈。

5. 六味地黄丸

此方补而不腻，泻而不伤，可治疗小儿肾阴不足引起的诸多病症。如小儿发育不良、五迟五软，可加龙骨、制首乌、补骨脂；遗尿可加菟丝子、覆盆子、桑螵蛸等。治疗肾病综合征、慢性肾炎、小儿单纯性血尿等，均可在此方基础上予以加减。

钱乙之方的运用，贵在明理，抓本质，则可融而通之，举一反三也。

[肆] 医案

一、低热（暑伤营卫）

李某，男，3 岁

1986 年 9 月 2 日初诊：低热反复，已有月余，体温最高

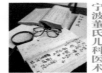

37.9℃，时烦不安，口渴多饮，便干溲赤，脉细带数，舌红苔薄，暑热不清，先予清热涤暑。

处方：银花 10 克，连翘 10 克，青蒿 10 克，白薇 10 克，竹叶 6 克，黑山栀 10 克，芦根 15 克，钩藤 6 克，龙齿 12 克（先煎），六一散 10 克（包煎）。5 剂。

二诊：体温尚在 38—38.5℃，汗出较多，哭吵不宁，口干喜饮，胃纳不香，脉濡，舌苔薄白，里邪未净，卫分已耗，兹拟加味桂枝汤法。

处方：桂枝 3 克，清甘草 3 克，白芍 6 克，青蒿 10 克，白薇 10 克，天花粉 10 克，石斛 10 克，谷芽 10 克，麦芽 10 克，生姜 2 片，红枣 3 枚。5 剂。

三诊：药后汗少，低热转和，体温 37.4℃，舌净口润，其烦亦瘥，二便尚调，治以和营生津之。

处方：太子参 5 克，桂枝 3 克，炒白芍 5 克，生甘草 3 克，石斛 10 克，天花粉 10 克，青蒿 10 克，白薇 10 克，炒谷芽 10 克，炒麦芽 10 克。5 剂。

药后低热已净，纳动神安，原意调理 5 剂而安。

按：患儿低热反复，烦躁叫吵，口渴饮多，便干溲赤，脉细带数，舌红苔薄，为暑热不清之证，故先予清热涤暑。药用银花、连翘疏风清暑解表，竹叶、黑山栀、芦根清热泻火除烦，六一散清热解暑，兼以钩藤、龙齿清热止惊。药后热度未退，反汗出较多，脉濡苔白，此为暑邪已久，虽阴分受耗，但累及营卫也。故即以桂枝汤调和营卫，青蒿、白薇以助退阴分之热，天花粉、石斛、谷芽、麦芽以生津和胃。药服 5 剂，逾月之热得以清退，则再以益气和营生津以善后也。此案病在暑月，且口干喜饮，而仍敢用桂枝汤者，一为辨证正确，深得其理，二为用药调度精密，深合其体，良可赞也。

二、腹痛（络瘀腹痛）

郑某，女，10 岁

1984 年 1 月 5 日初诊：患儿腹痛 4 年，好发早晨，偏右腹为甚，时有包块，经 X 线钡餐检查、B 超等均未见异常。面色萎黄，舌红苔薄，二脉细涩，二便尚调，久服驱虫药未见下虫，曾在外院服中药年余未痊，治从气血着手。

处方：柴胡 6 克，川芎 5 克，炒五灵脂 6 克，延胡索 9 克，川楝子 9 克，枳壳 6 克，生甘草 3 克，红花 5 克，赤、白芍各 6 克，桃仁 9 克。5 剂。

二诊：腹痛 3 天未作，纳谷欠香，舌苔薄净，二便尚调，再以原法。

处方：柴胡 6 克，炒枳壳 6 克，川芎 5 克，炒五灵脂 6 克，延胡索 9 克，川楝子 9 克，桃仁 9 克，赤、白芍各 6 克，佛手 6

克，炒谷芽 9 克。7 剂。

三诊：腹痛未作，纳谷尚和，舌红苔无，脉涩，二便尚调，再按原法。

处方：红花 5 克，桃仁 9 克，川芎 6 克，炒五灵脂 6 克，赤、白芍各 6 克，枳壳 6 克，柴胡 6 克，延胡索 9 克，川楝子 9 克，佛手 6 克。7 剂。

四诊：病情已和，舌苔薄净，二便尚调，近唯咽红，治以原法。

处方：柴胡 6 克，北沙参 9 克，银花 6 克，大力子 6 克，枳壳 6 克，赤、白芍各 6 克，川芎 5 克，生甘草 3 克。5 剂。

药后诸恙均和，调理数次而安。

按：患儿腹痛 4 年，时有包块，B 超等检查未见异常。其面色萎黄，二脉细涩，当为气滞瘕聚，久病成瘀，脉络瘀阻，不通则痛，故治疗当以活血理气为主。方中以膈下逐瘀汤加减活血祛瘀，行气止痛。其中炒五灵脂、红花、桃仁破血逐瘀，以消积块；配柴胡、延胡索、川楝子、枳壳行气止痛；川芎不仅养血活血，更能行血中之气，增强逐瘀之力；赤、白芍既能活血又能益阴血，使瘀血去而又不伤阴血；甘草调和诸药。药后腹痛未作，因 4 年痼疾已深，故再以原法加减，调理月余而愈。

三、疳积（疳久脾弱）

潘某，男，5 岁

1976 年 7 月 12 日初诊：疳积已久，形体瘦小，面色苍白，毛发稀枯，腹部胀满，按之稍硬，时有腹痛，大便松散，纳食较少，啮甲嗜香，脉弱，舌苔薄腻，先拟消疳和中。针四缝穴液多。

处方：胡黄连 2 克，醋炒五谷虫 9 克，神曲 9 克，焦白术 9 克，淮山药 9 克，炒谷芽 9 克，青皮 6 克，煨三棱 6 克，煨莪术 6 克，佛手 6 克，煨木香 3 克。5 剂。

二诊：纳食见增，腹胀而软，大便已和，腹痛未作，舌苔薄润。疳积初化，脾气尚弱，兹拟健脾扶中。针四缝穴液已少。

处方：米炒党参 9 克，焦白术 9 克，茯苓 9 克，神曲 9 克，炒谷芽 9 克，炒扁豆 9 克，淮山药 9 克，醋炒五谷虫 9 克，清甘草 3 克，佛手 6 克。7 剂。

三诊：纳谷正常，腹软便调，舌苔薄净，面色转润，毛发见泽，治以健脾为主。

处方：炒党参 9 克，焦白术 9 克，茯苓 9 克，清甘草 3 克，陈皮 3 克，炒淮山药 9 克，炒扁豆 9 克，佛手 6 克，炒谷芽 9 克。7 剂。

按：患儿初诊时形体瘦小，面白发枯，腹满纳少，啮甲嗜香，针四缝穴液多，为疳积已成，积多虚少，故以三补七消之法主之。

方中胡黄连、五谷虫清热消疳，青皮、佛手、煨三棱、煨莪术破气消积，白术、淮山药、神曲、谷芽健脾助运。5 剂后纳动腹软，乃疳积渐化也，故治当侧重于健脾扶中，予七补三消之法。方中以四君子汤、扁豆、淮山药健运脾胃，神曲、谷芽、五谷虫、佛手消积和胃。药后面色转润，舌净纳可，腹软便调，疳积已化也，遂益气补脾以善后。

四、疳积（土不生金）

徐某，女，14 个月

1975 年 7 月 20 日初诊：疳积已久，形销骨立，毛发焦枯，又感肺炎，微热不清，体温 37.8℃，咳嗽有痰，迁延半月，舌苔厚腻，纳谷不香，便下酸泄，腹部胀满，此为脾土不生肺金也，亟须消疳扶脾，使脾运得健，肺金自安。针四缝穴有黏液。

处方：米炒党参 4.5 克，土炒白术 9 克，茯苓 9 克，清甘草 2.4 克，陈皮 3 克，炒青皮 4.5 克，姜半夏 9 克，佛手 4.5 克，寒食曲 9 克，醋炒五谷虫 9 克。5 剂。

二诊：低热渐退，体温 37.3℃，咳瘥有痰，胃纳稍动，腹部稍软，大便泄利，形体仍瘦，兹拟调补为主。针四缝穴黏液少。

处方：党参 4.5 克，炒白术 6 克，茯苓 9 克，清甘草 2.4 克，陈皮 3 克，姜半夏 9 克，淮山药 9 克，煨肉果 6 克，煨木香 2.4 克，炒扁豆 9 克，佛手 4.5 克。5 剂。

三诊：低热已和，咳痰亦愈，舌净纳动，唯形神欠振，便下松软，再以扶脾益气。针四缝穴见血。

处方：炒党参 5 克，焦白术 10 克，茯苓 10 克，清甘草 3 克，煨肉果 5 克，煨诃子 5 克，炒淮山药 10 克，炒扁豆 10 克，炒谷芽 10 克，陈皮 3 克。7 剂。

药后形神渐活，便下转调，则再以原意调治月余而安。

按：本例患儿因高热咳嗽而住院，西医诊断为支气管肺炎、佝偻病。曾用青霉素、链霉素、红霉素等抗生素治疗 1 周，高热虽降，低热不净，咳嗽频仍，请中医会诊。患儿原有疳积，脾土本虚，新感肺炎，发疳扶脾，培土生金，使脾肺两虚，难以获愈，须从本治疗，消脾化痰。青皮、佛手、寒食曲、五谷虫消疳化积，服 5 剂后即低热减退，咳痰转瘥，腹部稍软，唯大便仍溏，乃脾气未复也，故治仍以六君子汤健运化痰为主，并加淮山药、扁豆以增健脾运脾之力，肉果、木香以温中行气止泻。复 5 剂后诸恙均平，则续进扶脾益气之剂而巩固获愈。此合乎"虚则补其母""治病必求于本"之经旨也。

五、泄泻（热利夹滞伤阴）

茅某，女，13 个月

1977 年 8 月 12 日病情记录：患儿前天晚上开始发热，腹泻 29—30 次 / 日，量多，呈水样，无呕吐，嗜睡，经当地医生用庆

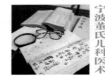

大霉素与葡萄糖输液，症状未见好转，转入本院，体温 38℃。大便检查报告：白细胞少许，脂肪（+++），其余阴性。诊断：中毒性消化不良。

8 月 13 日中医初诊：患儿发热 3 天，体温 38℃，便下泄利，次数频多，日 10 多次，泻下稀水，腹满溲少，舌红苔薄腻，哭时少泪，汗出不多，先拟清热育阴。

处方：葛根 5 克，黄连 1.2 克，黄芩 5 克，炒银花 5 克，乌梅 5 克，扁豆衣 9 克，淮山药 9 克，天花粉 9 克，荷叶 9 克，炒枳壳 4 克。2 剂。

二诊：发热不清，体温 39℃，便利次多，日 20 余次，形神萎靡，汗泪不多，舌红苔黄偏干，腹部尚软，小溲不多，治以酸甘敛阴。

处方：生晒参 6 克（另炖服），乌梅 5 克，北沙参 9 克，天花粉 9 克，黄连 1.2 克，扁豆衣 9 克，白芍 9 克，淮山药 9 克，荷叶 9 克，炒石榴皮 5 克。2 剂。

三诊：服上药后，形神稍振，热退至 37.2℃，汗出已有，便次减少，日有 3 次，便下转厚，腹软溲通，舌红苔薄，但哭仍泪少，二脉缓，再以原法加减。

处方：生晒参 6 克（另炖服），乌梅 5 克，北沙参 9 克，炒石榴皮 5 克，炒淮山药 9 克，焦白术 9 克，扁豆衣 9 克，荷叶 9 克，白芍6克，天花粉9克。2剂。

四诊：体温正常，形神已和，哭时见泪，便下欠化，日1—2次，舌苔薄净，腹软溲通，再以调养。

处方：太子参5克，炒石榴皮5克，炒淮山药9克，焦白术9克，生扁豆9克，葛根5克，藿香4.5克，木香3克，清甘草3克，炒麦芽9克。3剂。

按：患儿发热不退，泄利稀水，次数频多，腹满，舌红苔腻，为湿热夹滞、迫注大肠所致；哭时泪少，溲短少汗，为暴泻热利以后津液耗损，故治拟清热育阴为主。方中葛根芩连汤加炒银花清表里之湿热，荷叶升清，扁豆衣、淮山药轻以理脾，乌梅、天花粉育阴生津，又因腹满，少佐枳壳理气消胀。2剂后腹满虽软，但热利不减，且形神萎靡，舌红苔燥，汗泪不多，元阴消竭明显，当务之急在于扶元生津。故重用生晒参扶元救阴，乌梅、北沙参、天花粉、白芍、荷叶、炒石榴皮等酸甘化阴，少佐黄连清肠。药后热退神振，便次减少，此阴津渐复，病得转机也，故续以原意巩固，待津复泄止，则以七味白术散运脾生津而收功也。

六、胎黄（瘀郁阳衰）

张某，女，57天

1983年3月16日初诊：出生2周后，肤黄目黄，肝脾肿大，住院40余日，症势转重。体检：肝肋下1.5cm，剑突下2.5cm，质中；脾肋下 2cm，质软。血检：总胆红素 15μmol/L，转氨酶 100U/L，碱性磷酸酶 80U/L。尿检：找到巨细胞病毒。诊断：阻塞性黄疸，巨细胞病毒感染，伴肺炎。全身肤黄，面萎色黯，大便淡白，次数稍多（日 3—4 次），小溲短小，腹满胀气，纳乳尚可，咳嗽息促，哭声低沉，舌苔薄润。湿邪羁恋，气阳虚弱，宜先予温阳和中，退黄为急。

处方：茵陈 30 克，干姜 2 克，淡附片 2.4 克，茯苓 9 克，泽泻 9 克，青皮 9 克，薏苡仁 10 克，枳壳 4.5 克，当归尾 6 克，赤芍 6 克，清甘草 3 克。3 剂。

药后病情尚稳，历二诊，以原方出入，连服 10 天。

四诊：黄疸减轻，面色转润，小溲通长，形神亦振，咳嗽转和，哭声已亮，舌苔薄润，腹满胀气，按之稍硬，大便色白，味酸臭，次数稍多。此气阳稍复，湿邪得泄，但乳积未尽，中焦阻结，久病入络，拟破气通瘀为主。

处方：茵陈 9 克，大腹皮 9 克，川楝子 9 克，干姜 2 克，枳壳 6 克，青皮 6 克，郁金 6 克，木香 3 克，薏苡仁 10 克，三棱 4.5 克，莪术 4.5 克。6 剂。

连服月余，又历五诊。

十诊：肤黄已淡，目黄尚有，肝脾仍大（肝肋下 2.5cm，质中；脾肋下 3cm，质软），腹满稍软，大便浅黄，小溲清长。邪恋血分，续以活血行瘀，搜剔通络。

处方：当归尾 6 克，赤芍 6 克，青皮 6 克，枳壳 6 克，木香 3 克，三棱 4.5 克，莪术 4.5 克，蟾皮 4.5 克，金钱草 10 克，人参鳖甲煎丸 3 克（包煎）。7 剂。

此后目黄亦除，病情稳定，停用汤药，以人参鳖甲煎丸，每天 3 克，常服。至 8 月初复查，黄疸全退，大便如常，各项化验检查结果正常，但腹软稍满，肝脾略大，续服丸药。之后多次前来诊察，未发现异常，发育亦趋正常。

按：此案就诊时，面萎色黯，哭声低沉，病势严重，气阳虚惫，若不急投振阳温化之剂，难济万一。故予干姜、附子回阳救逆；重用茵陈利胆退黄；茯苓、泽泻、薏苡仁利湿，使邪有出路；青皮、枳壳疏利气机；当归、赤芍活血和血。2 周后神活阳振，湿化面润，已见生机。然其气机一时未复，结滞不利，故改予温运通瘀。茵陈减量，去附子辛甘大热之物，用大腹皮、川楝子、枳壳、青皮、木香、郁金等疏利行滞，三棱、莪术破气活血，开壅除满。其后黄疸虽退，肝脾尚肿，盖因瘀滞已久，邪浊盘踞气血经络之间，殊非虫蚁搜剔、入络蚀血则难见功，故予人参鳖甲煎丸活血通络而不伤正。药下，终渐得痊安。

七、发热惊厥（痰浊阻络）

乐某，男，4 岁

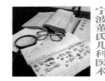

1992年5月16日初诊：患儿自11个月时发热惊厥后，每年有1次发热惊厥，共4次，惊厥时体温在39—40℃，惊厥持续时间3—10分钟，惊厥发作后曾2次做脑电图检查，无明显异常。平时易患感冒，1周前因感邪发热，惊厥又发，现发热初和，夜汗较多，纳谷不香，舌红少苔，大便干结，治先以疏风除痰通络，以治其标。

处方：全蝎1.2克，胆南星2克，知母6克，茯苓10克，陈皮3克，炒谷芽10克，北沙参10克，石斛10克，生甘草3克，钩藤6克，天麻10克，僵蚕6克。7剂。

二诊：夜汗较多，纳谷稍动，舌苔薄净，大便间隔，拟原法出入。

处方：全蝎1.2克，胆南星2克，麻黄根10克，瓜蒌仁10克，茯苓10克，陈皮3克，炒谷芽10克，北沙参10克，钩藤6克，天麻10克，僵蚕6克。7剂。

三诊：夜汗已少，纳谷一般，舌苔薄净，大便尚干，再拟化痰通络，益气养阴，佐以润肠通便。

处方：全蝎1.2克，火麻仁10克，瓜蒌仁10克，太子参10克，炒谷芽10克，石斛10克，钩藤6克，天麻10克，知母6克，益智仁10克，制首乌10克。7剂。

四诊：药后舌净纳可，形神活泼，大便尚调，拟前法出入。

处方：全蝎 1.2 克，火麻仁 10 克，胆南星 2 克，太子参 10 克，生、熟谷芽各 10 克，茯苓 10 克，钩藤 6 克，天麻 10 克，僵蚕 6 克，制首乌 10 克。7 剂。

五诊：病情稳定，舌净纳可，二便均调，拟益气健脾以善后。

处方：太子参 10 克，茯苓 10 克，山药 10 克，生甘草 3 克，陈皮 3 克，钩藤 6 克，天麻 10 克，制首乌 10 克，益智仁 10 克。7 剂。

药后诸恙均和，再以调扶数次，随访一年，感冒次减，有热，未再惊厥。

按：高热惊厥的反复发作，董氏认为主要有三个方面的原因。一是小儿机体的特点。小儿禀性纯阳，肌腠薄弱，又"肝常有余"，故气候变化，寒温失常，易于感邪。感邪以后，邪气亢盛，或治不及时，则易于化火、生痰、生风而作惊厥。二是痰浊内恋。古有"百病多由痰作祟"之说，小儿惊厥发作虽平，但痰常内恋，加之小儿"脾常不足"，易于失健而助湿生痰，故若反复触感外邪，必然引动内伏之痰，导致风痰相搏，阻于络窍，而发生惊厥。三是脏腑弱，脾肺不足。脾不足者不能输精壮体，肺不足者不能卫外固表，常致嫩弱之体，屡遭邪干。因治疗本病宜标本兼顾，故先以祛风化痰通络治其标，再以健脾益气固卫善后，如此才能巩固疗效，防其再发。本例患儿初诊以《幼幼集成》金粟丹加减，方中以全蝎、胆南星、钩藤、天麻、僵蚕疏风除痰通络；知母、北沙参、石斛养阴清热，兼顾热病伤阴；茯苓、陈皮、炒谷芽运脾健胃，既有利于运药祛痰，又有助于病后恢复。至四诊、五诊，舌净纳开便调，病情稳定，渐转至健脾益气，以巩固治本。随访一年，惊厥未发，感邪亦少。

八、抽动秽语综合征（肝亢风动）

何某，男，13 岁

初诊：患儿 8 岁起抽动发作，反复未愈，近时抽动加剧，以颈和嘴角为主，伴有目劄肩耸，纳谷一般，大便间隔，舌红苔黄，二脉弦，治以平肝降火，熄风止痉。

处方：生地 15 克，知母 6 克，黄柏 6 克，柴胡 6 克，钩藤 6 克，牡蛎 15 克（先煎），珍珠母 15 克（先煎），生石决明 15 克（先煎），生白芍 10 克，杭菊 10 克，全蝎 1.2 克，僵蚕 6 克。7 剂。

二诊：药后抽动次减，纳谷一般，舌红苔黄，二便尚调，治以清肝养肝。

处方：生地 15 克，制首乌 10 克，北沙参 10 克，枸杞子 10 克，黄柏 5 克，知母 6 克，淮山药 10 克，牡蛎 15 克（先煎），全蝎 1.2 克，珍珠母 15 克（先煎）。7 剂。

三诊：目劄尚有，余部抽动已无，纳谷一般，舌苔薄浮，二便尚调，治以滋养为主。

处方：大生地 15 克，谷精草 10 克，密蒙花 10 克，制首乌 10 克，枸杞子 10 克，钩藤 6 克，北沙参 10 克，杭菊 10 克，珍珠母 15 克（先煎），川石斛 10 克，牡蛎 15 克（先煎）。7 剂。

药后抽动基本已平，为使巩固，再以调补肝肾之方经月。

按：该患儿抽动症反复发作已有 5 年余，根据其症，当为肝郁已久，失于调达，化火生风，故药用平肝降火之生地、知母、黄柏、钩藤、牡蛎、珍珠母、生石决明等，辅以全蝎、僵蚕，熄风止痉。7 剂以后，抽动明显减少，以其病久，阳亢之症，肾水必耗，故减去平肝化痰祛风之生石决明、钩藤、僵蚕，增以制首乌、北沙参、枸杞子，以滋养肝肾。又 7 剂以后，除目劄尚有，余部抽动已和，故以原方为主加谷精草、密蒙花、川石斛，以滋养生津。其后抽动已平，但其症易于反复，故再以调补肝肾为主月余，以期巩固之。

九、肠套叠（寒凝络阻）

蒋某，女，3 岁

初诊：患儿一年之内肠套已有 4 次，前天又作空气灌肠复位，现形神较软，面色不华，纳谷不香，便下不化，时伴腹痛，日 2—3 次，舌苔薄白，治当温经运脾，活血利气。

处方：桂枝 3 克，淡干姜 1.5 克，广木香 3 克，川芎 5 克，炒五灵脂 5 克，当归 5 克，赤芍 5 克，小茴香 5 克，没药 3 克，生蒲黄 6 克, 炒山楂 10 克, 元胡 6 克。3 剂。

二诊: 药后腹痛已和, 形神稍振, 纳谷一般, 便下不化, 舌苔薄浮, 再以原法主之。

处方: 桂枝 3 克, 焦白术 10 克, 茯苓 10 克, 木香 3 克, 当归 6 克, 元胡 6 克, 川芎 5 克, 赤芍 5 克, 山楂 10 克, 生甘草 3 克。3 剂。

三诊: 病情稳定, 舌苔薄浮, 纳谷已动, 便下欠化, 治以健运脾胃, 少佐活血。

处方: 炒党参 10 克, 焦白术 10 克, 茯苓 10 克, 生甘草 3 克, 红花 5 克, 广木香 3 克, 元胡 6 克, 桂枝 3 克, 陈皮 3 克, 炒山楂 10 克。5 剂。

药后, 便下已调, 再以原意增损调服 10 剂而安。随访一年, 肠套未再复发。

按: 本例患儿一年之中肠套反复发作 4 次, 面白神萎, 苔白便溏, 为脾本不足, 寒凝气滞, 络脉瘀阻, 故治以少腹逐瘀汤, 温经散寒、活血利气为主, 兼以广木香、山楂运脾消食。三诊时诸恙已得稳定, 则以健脾为主, 少佐活血。若是脾气健运, 气血通畅, 肠套得以根治矣。

十、川崎病（小儿皮肤黏膜淋巴结综合征）（邪入营分）

徐某, 男, 2 岁半

病史简摘：患儿于 1993 年 5 月 16 日起发热，因其持续高热，体温 39.5℃以上，抗生素治疗无效，于 21 日收治入院。住院期间全身出现皮疹，眼结膜充血，颈部淋巴结肿大，手足背出现硬性水肿，口唇红绛渗血，杨梅舌，并伴有泄泻。实验室检查：白细胞总数 $23.4×10^9$/L，嗜中性 65%，淋巴 35%，血沉 97mm/h，血小板 $390×10^9$/L。心电图显示窦性心动过速。符合川崎病 5 项以上主要症状的诊断标准。药物治疗用氨苄青霉素、先锋霉素等，对症治疗用柴胡针剂、阿司匹林及能量合剂。由于热势不衰，家长于 5 月 26 日邀中医共同治疗。

初诊：患儿发热经旬，体温 40℃左右，皮肤红疹，灼热无汗，噪扰不宁，颈部淋巴结肿大，手足背硬肿，哭目无泪，舌红绛起刺，唇朱渗血，胃纳尚可，腹满胀气，便下溏利，日 3—4 次，小溲短少，脉疾数。治以清营泄热，兼以益津护胃。

处方：水牛角 15 克（先煎），丹皮 5 克，川连 3 克，生地 12 克，羚羊角粉 1.2 克（另炖服），淡竹叶 6 克，连翘 10 克，银花 10 克，鲜石斛 10 克，扁豆衣 10 克，陈粳米 30 克（包），西洋参 2 克（另炖服）。2 剂。

二诊：药后热势渐降，体温 38.8℃，哭时已有涕泪，舌苔稍润，腹胀瘥，便溏 1 次，余证如前，效不更方，原法追踪。3 剂。

三诊：邪热渐平，体温 37.7℃，形神较宁，皮疹退净，手足背肿消，腹软便溏，舌苔薄润，治以清养之。

处方：北沙参 10 克，淡竹叶 10 克，石膏 15 克（先煎），芦根 15 克，麦冬 10 克，生扁豆 10 克，石斛 10 克，淮山药 10 克，天花粉 10 克，青蒿 10 克。3 剂。

四诊：低热三分，纳谷一般，舌苔薄净，二便尚调，治以生津益胃。

处方：太子参 5 克，淮山药 10 克，生扁豆 10 克，川石斛 10 克，生甘草 3 克，青蒿 10 克，麦冬 10 克，淡竹叶 6 克，生地 15 克。5 剂。

嗣后，再以原意增损，调治半月，病得康复。

6 月 2 日，复查血小板 $360 \times 10^9/L$。6 月 7 日，血沉 114mm/h。6 月 12 日，血小板 $270 \times 10^9/L$。8 月 20 日，血小板 $185 \times 10^9/L$，血沉 5mm/h。

按：该患儿初诊时已是热势鸱张，邪入营气，阴津受损，且其下利胀气者，亦为热盛所致，故急以清营泄热转气，兼以益津护胃，以清营汤为主，去元参、麦冬者，以其腹胀下利，滋腻反碍也，加羚羊角粉以直清气分之热，并冀邪从气分而出，粳米护胃，西洋参扶元生津。2 剂后，热势渐减未升，且哭时泪出，乃邪热已从气分转出之势，津液回复之喜象也，故初效不更方。追踪 3 剂，热平津复，再以清养之剂调理善后。

十一、腺病毒肺炎（温毒痰热化风）

陈某，男，11 个月

病史简摘：患儿发热 4 天，咳嗽气急 2 天，于 1962 年 2 月 17 日入院。检查：体温 39.2℃，气急烦躁，面色苍白，两肺湿啰音明显，心率 180 次 / 分，肝肋下 4cm，白细胞 7.6×10^9/L，中性 68%，淋巴 26%，杆形 3%，血培养阴性。因病情危急，未予胸透。诊断：支气管肺炎合并中毒性心肌炎。入院予四环素和氯、红霉素及可的松、毒毛旋花素、尼可刹米等进行抢救，病情未见好转，中医会诊。

1961 年 2 月 19 日初诊：风痰阻肺，咳逆气急，高热 1 周，面色苍白，惊厥抽搐，角弓反张，便下黏滑，小溲短赤，舌红，苔厚腻干燥。痰热化风，病势危急，姑拟豁痰制惊。

处方：钩藤 4.5 克（后入），明天麻 3 克，天竺黄 6 克，鲜石菖蒲 4.5 克，胆星 3 克，连翘 9 克，白附子 4.5 克，炙苏子 6 克，桔梗 3 克，橘红 3 克，橘络 4.5 克。另：琥珀抱龙丸 1 粒，化服。1 剂。

二诊：项强较柔，腹部亦软，唯热度尚高，体温 39℃，痰阻气急，肢搐神昏，形色不振，溲少便黏，舌苔垢腻。痰热秽浊，壅阻未化，仍以豁痰开窍，以制其惊。

处方：钩藤 4.5 克（后入），明天麻 3 克，天竺黄 6 克，鲜石

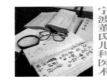

菖蒲 4.5 克，胆星 3 克，白附子 4.5 克，炙苏子 6 克，桔梗 3 克，葛根 6 克，黄连 2.4 克，黄郁金 9 克。另：琥珀抱龙丸、至宝丹各 1 粒，化服。1 剂。

三诊：高热不退，体温 39.8℃，而四肢厥冷，更见昏沉嗜睡，便下泄利，痰多咳嗽，气逆急促，舌红苔黄，口腔发糜。温毒内扰膻中，已成闭脱之势，症情危重，亟须清火解毒开窍。

处方：黄芩 6 克，黄连 2.4 克，生石膏 30 克（先煎），银花 9 克，生甘草 3 克，钩藤 4.5 克（后入），橘红 3 克，天花粉 9 克。另：熊胆 1.5 克，麝香 0.05 克，研末化服。1 剂。

四诊：昨加熊麝后，毒从便下，热势稍和，体温 38℃，项脊较软，四肢转温，神志已清，气促亦缓。虽温毒未曾尽撤，病势已由险化夷，拟原法主之。

处方：生石膏 30 克（先煎），知母 5 克，生甘草 3 克，陈粳米 9 克（包），黄芩 5 克，黄连 2.4 克，竹叶 6 克，天花粉 9 克。另：熊胆 0.9 克，麝香 0.03 克，化服。1 剂。

此后热和神安，唯咳痰仍稠，先后以补肺阿胶汤润肺化痰、六君子汤补益脾肺，调理而安。

按：该患儿初诊时为一派痰热化风之象，故急以豁痰制惊。方中，钩藤平肝熄风，连翘解热，明天麻、菖蒲、胆星等豁痰，更以抱龙丸清解凉心以除痰。1 剂以后，颈项较柔而余证如前，故以原法为主，加至宝丹，增解温毒之力。待三诊时，病未见瘥而昏沉嗜睡，舌红苔黄，口腔发糜，便下溏泄，此温毒内闭之险症也，故急以熊麝散开结泄毒，合芩、连、膏等清解心肺之热。药后，温毒开泄，诸恙即瘥，唯其痰稠难咯，乃肺津灼伤之故也，故继以补肺阿胶汤润肺化痰，愈后乃以六君子汤之类调扶脾肺而收功。

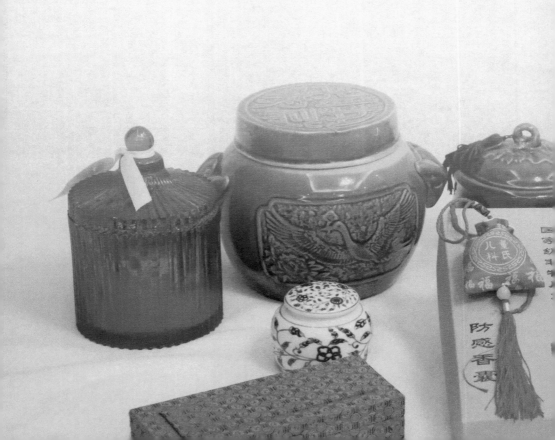

四、董氏儿科医术的传承与保护

董氏儿科医术至今已传七代，授徒传艺采用师承与院校教育互补、传统口授与现代科技手段并存的方式。目前，董氏儿科的学术团队在董幼祺的带领下，以精湛的医技一步一个脚印地不断努力前进。

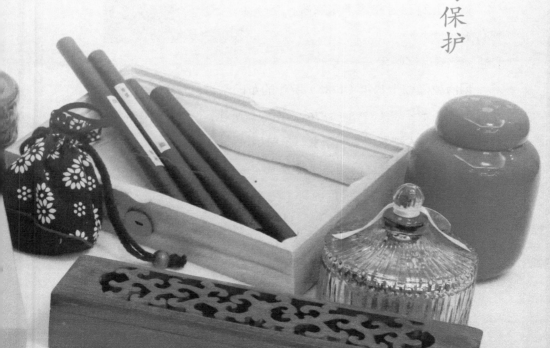

四、董氏儿科医术的传承与保护

浙东水乡钟灵毓秀，自古名人辈出，位于宁波市鄞州区最南端的姜山镇董家跳村，南濒四明山余脉，北枕阡陌纵横，一条奉化江支流蜿蜒穿梭而过，环境优美，处处透露出一派江南水乡的灵秀之气。董氏儿科正是起源于董家跳，至今已传七代。

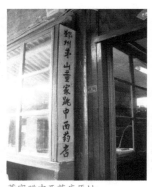

董家跳中西药店原址

[壹] 董氏儿科医术历代传承人

据清乾隆四十八年（1783）所作的董氏宗谱，董氏儿科的传承可追溯至董云岩（1798—1876）。据宗谱所述，"云岩系出名宗，代传望族，为人刚方，秉性孝友，治田尽职，兼以酿酒，并能医治病，惠及乡里"。

宗谱记载，云岩之子董丙辉（生卒年不详），品重儒林，名誉乡里，早能勤学，壮岁兼医，得范公之要术，长桑授灵异之方，扁鹊妙药，因之不但善治内妇，

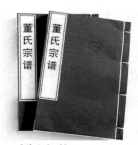

《董氏宗谱》

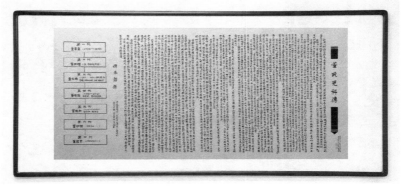

董氏儿科传承谱系图

更专儿科，在当地及周边颇有名望，每日求诊者络绎不绝，为董氏儿科的发展打下了良好的基础。

丙辉之子董水樵（1857—1920），字乾增，号质仙，堂名四勿轩，户名隆盛房，宗谱记述："志在岐轩，功深灵素，橘井之深，杏仁之精，芳名远播。"在民国《鄞县通志》中亦记其名，并注释："其以儿科名其学，受自父丙辉而加精研，察食指关纹，即能知所受病，方宗叶天士，明其医理医术。"初受训于丙辉公，旋游学于同邑儿科前辈石霖汝之门，以其勤学苦研，尽得父辈与石氏之心传。尝谓为医者必深究《内经》《黄帝内经》《难经》《伤寒杂病论》诸经典之旨，而对诸家学论，庶可取长补短，融会贯通。故其处方用药，崇古而不泥，应温则温，应凉则凉，不惑于一家之见而墨守成规。

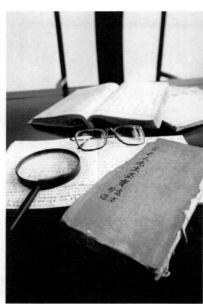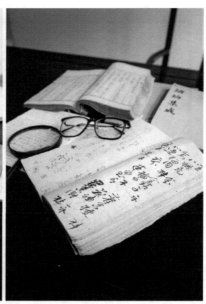

董氏儿科第三代传承人董水樵处方

　　水樵公对小儿痘、疹、惊、疳四大要证之治尤为擅长。其对天花的辨治研究更切，认为天花之治应着重于气、血、水、火四字，辞其顺逆，审其虚实，以解毒化毒，救偏制胜为其要图。麻疹之治，首重透发，并认为在运用常法外，尤须注意气血，因气为表，血为里，气血本互根，疹毒自内达外，与血分有莫大关系，故凡见气虚、血热、血瘀等致疹发不畅之逆症，常用桃仁、红花、赤芍、川芎、当归、紫草等，一方面为毒邪打开出路，另一方面帮助药物发挥更大作用，用之常能迅发疹透而病安。对于小儿急惊之病，认为其病机之初多属于伤寒化温、化热之三阳证。以小儿体脆神怯，不耐高热，易致惊搐。若不先祛邪，遽投金石重镇，脑麝开窍，是舍本逐末，引寇入室。对于慢惊，水樵公认为："治此证宜注意于未成之先，使惊不自成；至其既成，定须温法，惟治之较难矣。昔钱氏谓：'慢惊为无阳之证，因脾土虚甚，而阳不能以胜阴，是为阴盛阳虚之候也。'是以无风可逐，又无痰可驱，但以温补脾胃，斯为得耳。"对痼痰之治，虽古语有见痰休治痰之说，乃指正，子虚有痰者而言，水樵公认为，苟有邪实，有痰在里而不驱之，是为实之，反令益痰。对于疳积之治，认为疳必于积而成，但积久由脾胃虚弱所致，固虚为积之本，积反为虚之标，治疳不离乎脾胃，且当消扶兼施。

水樵之子董廷瑶（1903—2002），字德斌，号幼幼庐主，是董氏儿科的第四代传人。曾任上海市静安区中心医院中医科主任，首届中华中医药学会儿科分会顾问，首批上海市主任中医

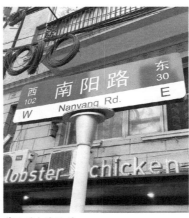

董廷瑶上海故居

董廷瑶上海中医门诊所挂牌（1938年）

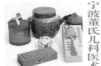

师，上海市中医院顾问，《上海中医杂志》顾问，上海中医药大学客座教授，首批五百名全国名老中医药学术经验继承工作指导老师。后高年受命，任上海市中医文献馆馆长，创办《杏苑》杂志，开办上海中医研究班，培养了五届学员。日后，这些学员多成为中医的学科带头人和业务骨干。1990 年，董廷瑶获政府特殊

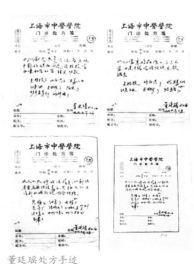

董廷瑶处方手迹

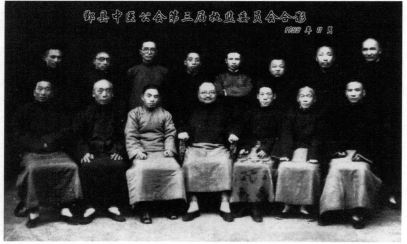

鄞县中医公会第三届执监委员会合影，前排左五为董廷瑶（1933年11月）

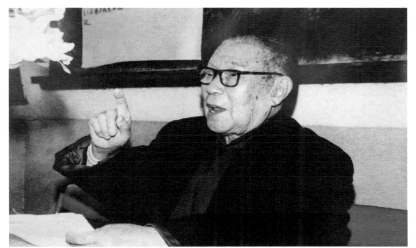

董廷瑶讲课（1951年）

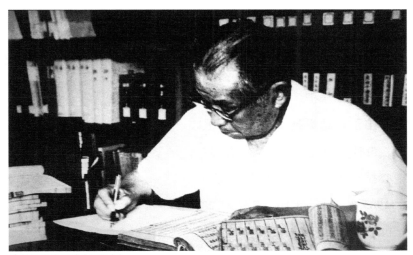

董廷瑶伏案写作（1980年）

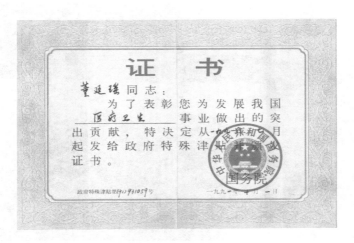

董廷瑶获政府特殊津贴

津贴，被誉为当代中医儿科之泰斗。他在八十多年的中医临床生涯中，积数百万人次的治疗经验，为发展中医事业和保护广大儿童的身心健康作出了卓越贡献。在从事中医临床、带教、研究时，他从不敢自怠，精心撰写了五十多篇学术论文，并于1983年出版了《幼科刍言》（2010年再版），1990年，又出版了《幼科撷要》，二书分别获得了上海市中医

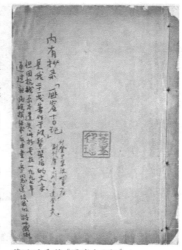

董廷瑶手稿《匪窟十日记》

药研究院科研成果二等奖和上
海市卫生局中医药科技进步三
等奖。其研究的国家中医药管
理局课题"董廷瑶老中医诊治

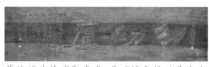

董廷瑶为诊室取堂名,取"幼吾幼以及人之幼"之意

婴儿吐乳症(火丁按压法)的临床研究及机理探讨"荣获国家中
医药管理局中医药科技进步三等奖、上海市科委科技成果三等奖。
该课题后经进一步研究,被国家中医药管理局评选为 2008 年全国
中医适宜推广技术之一。

　　董老一生以"幼吾幼以及人之幼"为座右铭,其学术思想主
要体现在"推理论病,推理论治"上,并在此思想指导下总结出
"证治九要"的诊疗理论,此"九要"是一个有机的整体,环环相
扣,既体现了中医治病的特色,又是董氏八十多年为医的精髓所
在,并在实践中形成了一套较完整的理论体系。在此理论指导下,
结合古代医家之经验和小儿体质病机之特点,董廷瑶创立了诸多
治疗原则和方法。

　　董廷瑶长子董维和(1919—1972),字味和,号纯学。曾任宁
波鼓楼联合诊所(现为海曙区鼓楼医院)副所长,宁波市第四至
第六届人大代表兼第四届政协委员,宁波市卫生科普模范积极分
子,浙江省名中医。他在学术上常遵祖训,能"推理论病,推理
论治",对痧、痘、惊、疳诸多疑难,恒能匠心独运,自成一体,

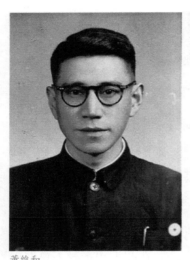

董维和

疏方遣药精细微妙，随机应变，救治之药求精弃繁，古今之方，单味复合，验之有效，咸能录用。对于临床辨证，强调做到详审、细察、勤检、多闻。详审者，详细询问小儿发病之过程或治疗用药之经过，充分掌握一手资料；细察者，结合病史，仔细观察病儿形体、状态、精神、舌象及大小便，并认为舌候五脏六腑，小儿稚阴稚阳，无七情内伤，其致病性质、部位、程度及转归最易从舌体上反映出来，是为临床辨证之主要依据；勤检者，其一检查发病部位，其二进行必要的理化检查，中西参合，便于明确诊断；多闻者，闻听病孩的声息、咳嗽（辅以听诊），嗅泄泻病孩的大便气味，等等。如是，将中医的四诊辨证细化之，融于儿科辨证之中，为明诊求效打下了良好的基础。临床治疗，他擅抓主症，明于立法，巧妙施药；门诊工作，门庭若市，拖班饿肚，带病坚持，从不马虎，毫无怨言。由于其以医术取信，医德取心，故在甬城百姓中享有极高信誉，成为中医儿科之名医。

董维和之子董幼祺（1953—　），主任中医师、教授、研究生

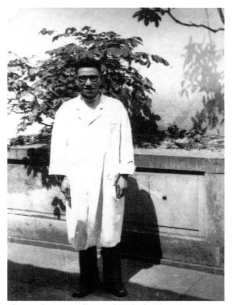

董维和在上海新中国医学院求学（1942年）

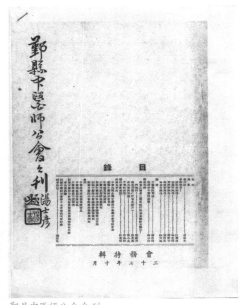

鄞县中医师公会会刊

导师，享受政府特殊津贴，宁波市非物质文化遗产保护协会会长，全国老中医药专家学术经验继承指导老师，浙江省名中医，全国及浙江省名老中医药工作室、上海"海派中医流派——董氏儿科"建设项目专家。任中华中医药学会儿科分会副主委、世界中医药学会联合会儿科专业委员会顾问、《中华中医药杂志》编委、宁波市中医院副院长等。曾获得第四届中国医师奖、宁波市卫生名医奖，获得全国卫生系统先进工作者、宁波市有突出贡献专家、宁波市劳动模范等荣誉称号，被评为宁波市白求恩式医务工作者、

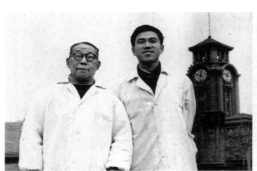

董廷瑶和董幼祺合影（1973年）

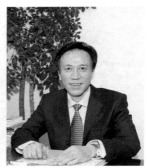

董幼祺

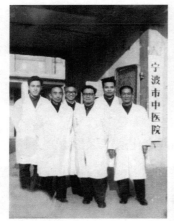

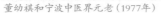

董幼祺和宁波中医界元老（1977年）

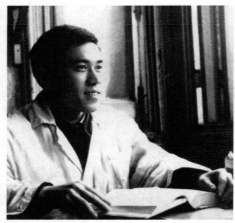

董幼祺在上海求学进修（1981年）

浙江省医疗卫生系统优秀共产党员。从事中医儿科临床、教学和科研工作四十六年，诊疗一百余万人次。主持和参与多项国家级、省级课题，获浙江省科学技术奖三等奖、浙江省中医药科学技术奖二等奖、宁波市科学技术奖二等奖等；在国家级、省部级学术

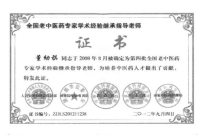
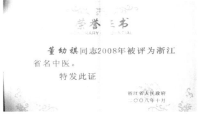

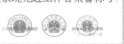

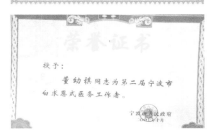

各类证书

刊物上发表论文50余篇。培养带教上海中医药大学博士生、海外留学生，浙江中医药大学硕士研究生，浙江省基层名中医及医院学科团队等。

　　董幼祺之子董继业（1982—　），毕业后一直随父在宁波市中医院工作并侍诊。目前正在努力做好继承整理工作，并在临床实

宁波董氏中醫兒科诊療研究所

弘揚董氏學術精粹

造福兒童健康事業

中華中醫藥學會兒科分會 汪受傳賀

二零一四年六月

中华中医药学会儿科分会汪受传题词

传承董氏儿科

弘扬名家经验

严世芸

二〇一〇·三

名中医严世芸题词

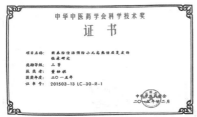

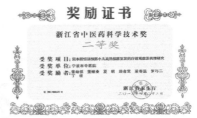

董幼祺获中华中医药学会科学技术奖三等奖

董幼祺、董继业等获浙江省中医药科学技术奖二等奖

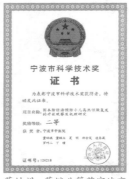

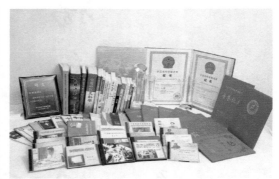

董幼祺、董继业等获宁波市科学技术奖二等奖

董幼祺著作、论文等

践中不断进步成熟，为今后发展中医儿科和董氏儿科打下良好的理论和实践基础。

　　董氏儿科经历七代，不但代有相传，且不吝于传播发扬。目前已开创了宁波和上海两个海派基地，学生遍及海内外，他们不仅继承了董氏儿科的学术经验，还将之创新发挥，其中更有中医儿科的佼佼者，继续为祖国医学和董氏儿科的传承和发扬做出贡献。

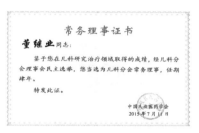
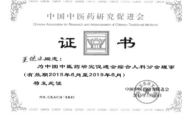
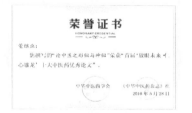
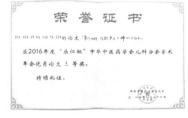

各类证书

[贰] 存续状况

董氏儿科医术的授徒传艺采用师承与院校教育互补、传统口授与现代科技手段并存的方式。目前，在宁波和上海成立了非物质文化遗产传承研究基地、全国及浙江省名老中医药专家传承工作室、上海海派中医流派传承研究基地——董氏儿科等学术研究传承的平台。传人中有4人享受政府特殊津贴，3名全国老中医药专家学术经验继承指导老师，4名省级名中医，1名首届中华中医药学会儿科分会顾问，2名中华中医药学会儿科分会副主委等。

董氏儿科医术主要传授途径有三种。一是拜师带教，利用各类学术平台开展经验传授、跟师临证、经典研究、医案整理、临

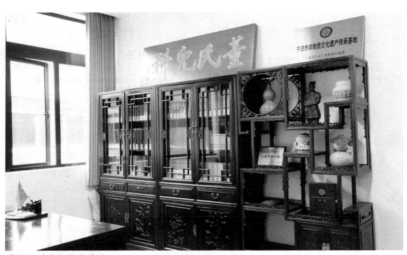

董氏儿科宁波传承基地

床特色挖掘和学术思想总结等。二是研究生及基层医生培养，带教上海与浙江中医药大学研究生、海外留学生，浙江省基层名中医，且面向全国接收研修人员，临床、科研、教学三位一体，多渠道开展学习与继承，形成培养传承型人才"流动站"。三是办班授教，举办全国中医儿科学术大会，非遗知识普及推广班，学术思想和临床经验研讨会，国家级、省级继教班等，扩大传授与培训覆盖面。

[叁] 保护措施

目前，董氏儿科的学术团队在董幼祺的带领下，以精湛的医技一步一个脚印地不断努力前进。作为董氏儿科医术的传承与弘

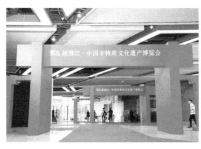
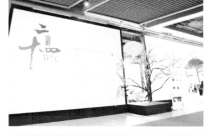
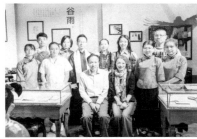
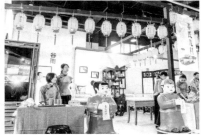

董氏儿科参加中国非遗博览会

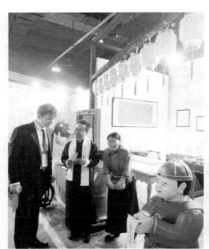
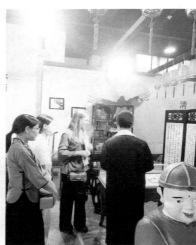
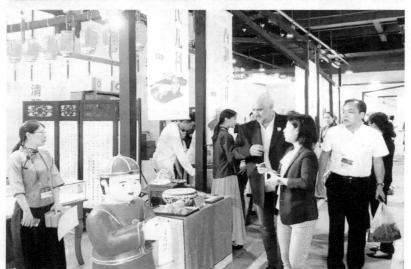

中东欧"16+1"国文化部长参观董氏儿科展区

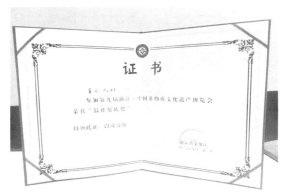

董氏儿科获最佳展陈奖

扬者，董幼祺为董氏儿科医术的健康传承搭建了良好的平台。在保持固有传统的前提下，响应国家构建中华优秀传统文化传承体系、加强文化遗产保护、振兴传统工艺的重要精神和中医药健康服务战略，充分利用中国非物质文化遗产保护协会、世界中医药联合会儿科分会、中华中医药学会儿科分会、中国民族医药学会儿科分会、全国中医药高等教育学会儿科分会、中国中医药研究促进会儿科分会等学术交流平台，在促进交流与合作的同时，更使董氏儿科学术思想得到持续发展，为中医儿科的发展做出了积极的贡献。

2012 年底，上海海派中医流派传承研究项目正式启动，并成立了董氏儿科医术等十五个流派传承研究基地。"容"是海派中医的一大特色，包括容量、容纳、兼容、包容。董氏儿科医术用

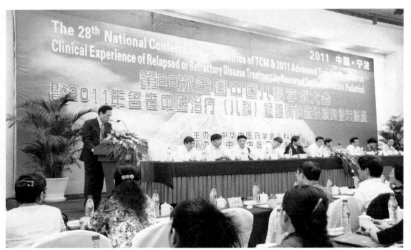

董幼祺牵头举办的第28次全国中医儿科学术大会（2011年9月）

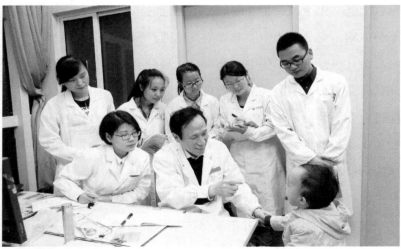

董幼祺带教研究生

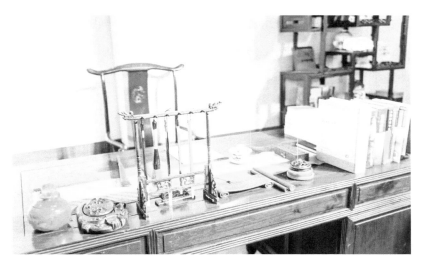

诊台

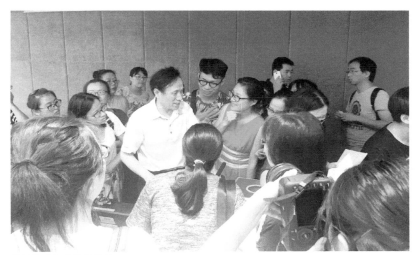

董幼祺义诊后现场答疑

二百多年的历史践行着海派中医的容量，容纳全国贤才；学术兼容，派生出家传、师承、院校教育的人才培养模式，呈现出了中西并举教育的包容性格。

附录

[壹] 董氏儿科医术之医论

世之父母，必爱子女，此乃天性。然爱有分寸，过则溺爱，溺爱者反致多病。

那么何能使小儿健康而少生病呢？此当与儿之体质相关联。小儿之体犹如嫩草，正值生长发育之时，故脏腑之生理功能均未发育完善，如肌腠薄弱，卫外不固，易致外邪而感冒咳嗽；加之营养需求较大且脾胃功能本弱，故又易伤脾胃而致纳呆泄泻。如此二者，即常云小儿"脾肺常不足"也，从而导致小儿易患呼吸道与消化道之两大疾病。

一、寒温适宜

古人有谓："四时欲得小儿安，常要三分饥与寒。"此之"寒"者，指衣着要寒温适宜。一是随季节之变化，二是随时（早、夜）之变化，三是随体质（虚、实、寒、热）之不同，适时增减衣服。尤当指出，盛夏之时，日夜空调，特别是汗多之时，突然空调冷气，每多令其汗闭而发热致病；严冬寒月，空调过暖或衣被过厚，每致小儿加重出汗（小儿晚间初睡时每易微微出汗，此乃正常之

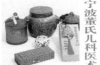

生理现象，家长不必担忧），一则导致表虚易感，二则小儿汗多易亡血，因汗为精，精血同源，而肝主血，血足则筋柔，血虚则体弱，本脏自病，故常易发惊。因此在优越条件之下，不但衣着要适宜，空调、电扇之运亦须合理。一般而言，晚上初睡，衣被宜稍薄，待微汗过后擦干，再予以加厚。夏天睡觉，风不能迎着头或身体而吹，只宜微微侧风，当然更不能大汗之时冷风空调迎面吹。儿之易患病，一为6个月以后，此时母之所传免疫功能已弱，而自身抗病能力尚低；二为初入幼儿园时，因衣着不适，如活动出汗未予及时擦干或换衣（且对外界环境尚未适应），或午睡欲起着衣较慢，使肌腠疏松之体易受风邪入侵。同时，群体生活交叉感染，加上目今空气质量较差，患病以后又不合理用药，周而复始，形成了一种自身不足——易感（交叉感染）——自身更不足——易感的恶性循环，从而导致现今过敏性体质患儿比比皆是。故寒温适宜亦即强身防病之关键，寒温不适则是小儿感冒咳嗽之源头。

二、调摄脾胃

营养物质全赖脾胃腐熟之运化，方能将饮食之精微加以吸收，而变为有益之气血。故《黄帝内经》谓，脾胃者仓廪（粮仓之意）之官，而在小儿者尤为重要。小儿之体，脏器嫩弱，功能未健，正处在生长发育之际，营养物质之精微，全赖后天之脾胃腐熟吸收，故脾胃健运者必体强而少病，反之则必体弱而易病。

而今国泰民安，物质优越，又多独子，爱切之心，可谓第一，但何以多见不是肥胖虚弱就是面黄消瘦？此非昔之营养不足所致，乃是营养过剩，导致营养不良所致（消化功能呆滞，导致营养不能吸收）。如今饮食多高能量，如油炸类、甜品质料类以及各类生冷不合季之瓜果。此非不可饮服，而是要适度，要适时，更要适体。适度，即饮食必须荤素搭配，以易消化为准，主要控制数量，不能过饱。适时，即要掌握时间，不合季之瓜果尽量少吃（如冬季之西瓜，食之易伤脾胃）。适体，就是饮食必须适合自身的体质，如果饮食不节，必定导致脾胃运化失常，轻则产生厌食积滞、便泄或便秘，或脾损及肺（多于饮冷伤脾，水湿不化，聚而成痰），或脾气不足，导致肺虚易感作咳，严重的可致生长发育不良或过早发育。

因此，欲要小儿安（健康），调摄（脾胃）当先为，关键在于饮食适度的同时要保证吃热、吃软、吃少。吃热是为帮助消化，吃软是容易消化，吃少是为减轻消化功能的额外负担，这三者的目的是保护胃气，促进消化，使营养物质吸收，从而使小儿得以正常、健康地生长发育。即使是先天不足的小儿，若后天脾胃调补得当，亦能健壮成长。

三、合理用药

药之于人，有病则治，有偏则解，人之无病而药之，则必伤人之元气矣。《黄帝内经》有言："久而增气，物化之常；气增而久，夭之由也。"盖药之气味，治之缓急，出乎医之调燮。而胃中清纯冲和之气，惟与谷、肉、果、菜相宜，即参术苓草，亦有偏胜。此先哲之言也。

因此，小儿之用药，当视病之新久，新则势聚，宜治以重剂（邪去则正安）；久则势驰，宜调以轻理（药重伤胃）；内外邪气已退时，药可间服或以饮食养之（使胃气生而病安），此所以缓急之意存焉。当今小儿，一以患病时中药、成药、西医、补药一哄而上，美曰"治之及时"，不知如此后果，一是药杂乱投，必有伤胃气，二则药相互牵制，反使无效。要知小儿胃气本弱，哪能耐受如此众势，又何以使之吸收生效。这样的过度服药伤及胃气，使病益绵延难愈，或者易致增添新病。

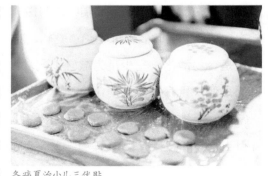

又如西药抗菌素之运用，小儿一见感冒发热，家长必以西药或挂盐水为安，要知抗菌素只对细菌感

冬病夏治小儿三伏贴

染者有效，而非感染之感冒发热者，仅能起到防止感染之作用，但若久而用之，一则对胃肠道有刺激，二则会造成耐药性，待必用时已少效或无效，亦使自身免疫功能受到一定程度的损害，故临床之用，尤当慎之。医患两者，均须识此，庶免虚虚之虞矣。

　　一般而言，小儿轻症感冒，可少药或不服，注意休息，多喝开水，其病可自复。倘使服药而治，必听从医生，家长切不可自作治疗，否则贪小失大，贻害匪浅。

　　若欲得小儿安康无病，除上所述，家长亦可作些简单强体按摩。一为每天用手掌揉肚二百次，顺时针方向，手法轻柔，可以帮助肠胃蠕动，促其消化吸收（对大便秘结与泄泻均有效）。二是按揉足三里（足外膝眼直下大约孩子四指并拢的距离），用拇指端按摩穴位，每天一百次，能健运脾胃，强壮体质，不妨一试。

　　上之言者，一片诚意，若能引起重视，亦是吾之所幸焉！

[贰] 谈中医的"营卫气血"

　　"营卫气血"在中医学论中有两种意义。一是人体内不可缺少的四种物质，它们在生理上互相联系、互相协调，维护人体的健康和生命活动，在病理上则有其特殊的病机变化，其中某一种或几种有余或不足，或者四者之间失却平衡和协调，就会招致病变，发生脏腑疾患，甚至产生不良后果。中医临证，根据病情的不同表现，常有诊断为气虚、血虚、气闭、血瘀，或是营卫不和、气血失调等。二是在温病的进程中，将卫、气、营、血四个不同的层次加以区分来辨证施治。清代名医叶天士在急性温热病学说中有"卫之后方言气，营之后方言血"之言，意思是说，病邪先由卫分的浅表进入，渐次转到气分，如果不从卫气外表得到解决，则病情就要进入营分和血分，那时就严重了。他在这样的认识基础上对急性热病作出了分别处理。

那么，怎样理解营、卫、气、血四种物质呢？

"营"有经营的意思，并与人体的营养作用有密切关系。它运行于脉中来推动全身的血液循环以供应各部组织。当营气运行功能不足时，血液的循环就会发生故障，组织得不到血液的营养，出现皮肤麻木的感觉；若营分郁滞于肌腠，可见红肿热痛的疮痈。

"卫"有捍卫的意思，它在人身体中出入往来，起保卫作用。近人对于卫的解释有两种。一是指淋巴与白血球之功用。由于卫强悍滑利，运行迅速，不能入于脉中，故循行皮肤与肌肉之间。以外邪袭人，必先于表，如果表气健壮，保卫严密，邪就不能侵入。这说明古人认为卫的本能与白血球抵抗外来细菌的作用相似。二是指调温中枢与氧化的作用。人体的肌肉和利，皮肤润柔，毛孔致密，四肢温暖，都赖卫气的调节。所以，卫气强则能适应外界气温的变动，卫气弱则外界的寒暑诸邪容易侵侮。倘若感受风寒，就会怕冷发热，汗毛凛凛，甚或颤抖而发高热，这是卫气与病邪剧烈斗争的现象。如果卫气转盛，战胜外邪，则汗出热退，病就好了。否则，病邪不去，向里深入，病势就发展了。

营与卫是相互依附的：营气所至，卫气亦随之而至；营气少则卫气亦弱；人体之血遇寒不凝，遇热不沸，全赖营卫之调节。故中医常把营卫二者并举。

"气"的意义比较广泛，约而言之，统称真气，古人认为是饮食的精华与呼吸的空气结合而成的。它是人体内诸气的根本，生命活动主要是气的作用。可以用气油灯来作譬喻：气油灯虽满贮煤油，如果无气的鼓动，灯就不亮；当气受阻塞时，灯即熄灭。对人来说，如心肌梗死，就是因心血管气阻血结，顿时死亡，殊可比拟。

人体内的一切物质，如营卫气血和津液精神，都必须通过气的作用（气化）而形成、变化。特别是体内物质的运输，血液的循环，营养的补给，汗与二便的排泄，无一非依靠气的推动而升降出入。临床上碰到的气虚病人，往往形态疲怠，精神不振，肢体乏力，呼吸气短，语声低微，自汗心慌，头昏目眩，脱肛痔坠等，都是由于气的不足以及中气下陷的缘故。治疗上用补气药物，效果很好。对血虚的病人亦常常用补气以生血。因气为血之母，古人所谓"有形之血，赖无形之气以生"，所以，补血汤虽用当归补血，但补气的黄芪要比当归多几倍，使气来统率血，促进摄血止血。气结则散气，气郁则疏气，气滞则利气，各遂其因而辨证施治。

"血"也是由饮食精华和体内正常液体化生。它在营气推动下于血脉中周流循环，昼夜不息，从而营养人的皮肉筋骨、五脏六腑，使之强壮健康。

血的病变，常见的有血热、血瘀、血虚、血积等。血热可使血逆妄行而吐血衄血，或皮下出现紫斑，须凉血止血。血瘀则血流不畅，在瘀的部位产生疼痛，须活血行血。血虚多导致面白无华，唇舌浅淡，头目昏眩，宜养血补血。至于血块，血瘀日久，积久成块为瘀，不会移动，不易消散。中医将癌症中的积块亦归入积聚一类，所以常用破血化瘀药物来帮助治疗。在发疹期，小儿麻疹患者如果痧发不透，面色苍白，则与血瘀有关。在透表药中加入桃仁、红花等活血透痧，效果显著。又如幼儿复发性肠套叠，也是因肠道局部的络脉内血流瘀滞所致，用了活血化瘀药后血络通畅，就能根治不发，屡试屡验。

营卫气血在温病学说里用来说明温热病变进程所表现的证候变化，借以判断其范围大小和部位深浅，作为论治的依据。

病在卫分，初起时发热，微有怕冷，是必有现象，其他症状如头痛、体痛、咳嗽、呕吐、恶心、倦怠等也很多见。因其病邪尚浅，或无汗，或汗出不透，舌苔多薄白。

在气分时，则怕热不怕冷，舌苔多黄或黄白干燥（湿邪痰浊中阻则苔腻），口渴，心烦，尿赤，脉象转为急数，胸中不舒或腹部胀痛，大便不通。如果风湿热邪在气分流连不去，胸腹部可发生碎米粒般的水晶状小泡，此时可能出现谵语。

如传入营分，则舌色变为红绛，烦躁不安，夜不成寐，或者皮下隐隐出现斑点，严重时神志不清、妄言妄语、舌短而缩、手足发冷等。

再进一步，则犯及血分，病更严重，舌色深绛少津，或紫晦干枯，斑色紫黯，出鼻血或大便黑血，昏迷，谵语妄言，或四肢抽搐，这些都是邪入血分的证候，但以上症状不一定都会见到，有两三种出现，即是热入血分。

以上是温病从浅到深的层次，但临床上并非如此刻板，其界限也不可能划得很清。常有热已传营，而气分尚未尽离，也有气血两燔。因此，必须根据不同的病源、各人的体质及气候、季节和地方环境的差异，在治疗上详细观察，分析研究，辨证施治，才能有条不紊。

总的说来，营卫气血学说的确从一个侧面反映了人体的生理和病理，也指导了我们的临床诊断和治疗，而在温病学说中，卫气营血又有其特殊应用。从实践经验来看，确实取得了一定成效，这也证明了祖国医学理论的特点和价值。当然，我们还须运用现

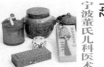

代科学方法对其进行深入研究，加以提高，争取获得新的发展。

[叁] 漫谈小儿冬令进补

冬至来临，万物封藏，人体到了进补的佳期，小儿也不例外，只要调补得法，对防病治病、促进生长发育有极其重要的意义。

那么，小儿如何进行调补，哪些人适宜调补，哪些人暂不宜调补，这些都是必须弄清楚的问题，不然适得其反，贻害匪浅。

小儿处在生长发育期，各脏器的功能尚未发育完善，而机体对营养物质的需求又较成人迫切，对外界气候的变化常不能完全适应，因此呼吸系统、消化系统的疾病容易反复发生，久之不但可引发他病，还会影响小儿的生长发育。故对消化不良、营养不良、发育不良、平时容易感冒咳嗽等的小儿来说，进行冬令进补是十分必要的。

调补犹如量体裁衣，根据小儿机体的某些不足，或以补气，或以补血，或以滋肾壮骨等，终使其达到"阴平阳秘"、正气充足。

如小儿平素汗多易感、面白无华、胃口不佳、舌苔薄白，当以调和营卫、益气固表为主，药可用桂枝 2—3 克、炒白芍 6 克、生姜 2 片、红枣 3 枚、炙甘草 3 克、黄芪 10 克、炒谷芽 10 克。若汗多易感、舌红苔薄、口干喜饮，当以益气养阴为主，药可用太子参 5 克、麦冬 10 克、五味子 3 克、浮小麦 10 克、川石斛 10 克、花粉 10 克、生黄芪 10 克、鸡内金 6 克。若形体消瘦、头发稀疏、肋软外翻、盗汗较多、舌红苔少，当以滋阴壮骨为主，药可用生地 12 克、萸肉 6 克、淮山药 10 克、龙骨 10 克、制首乌 10 克、太子参 5 克、石斛 10 克、茯苓 10 克。以上可连服 2 周左右。

一般小儿亦可服用太子参 10 克、红枣 6—10 枚（每日剂量），煎汁，可连服 15 天。平素有哮喘小儿可用黄芪 12 克、冰糖 12 克、冬花 12 克，隔水炖服，连服一月。有的家长喜欢给小儿服用参须，这亦需要区分，就年龄而言，以 5 岁以上为好。白参须性较平，适宜于阴分偏虚的小儿，表现有舌红苔薄，或舌苔花剥、口稍干喜饮等；红参须性偏温，适用于阳气虚的小儿，表现有舌苔薄白、形寒肢冷等，一般每天 3 克加冰糖 12 克，隔水炖服，可连服 7—10 天。

5 周岁以上小儿有上述情况者，亦可选用膏方调补。膏方调节人体阴阳平衡，既可提高机体的免疫功能，又可对所患疾病进行治疗，只要辨证配方正确，其疗效是十分确切的，对容易感冒、营养或发育不良的小儿更有其明显、独特的效果。膏方根据每人不同情况制成，一料可以连服一月左右，效果好，实惠而方便。

以上是小儿冬令调补的几种方法，临床均可选择使用。

至于感冒发热、咳嗽、消化不良以及患上其他急性疾病的小儿，应当禁止服用调补之药。若要调补，亦须待疾病愈后，方可量证而施。

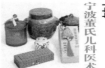
[肆]董廷瑶《诊余絮话》

年迈体衰，半工家休，回溯半世纪来接触患者，奚啻百万人次，尤以小儿为多。经历琢砺，感受良多；思忆所及，援笔直书。刍言陋语，不足为训，盖亦下工自嘲耳。

致理 学医首先明理，治病必须识病，辨证务须求因，然后立法选方，药物配伍，用量适宜，而病变法变，更应明晓。能掌握以上几点，虽不中亦不远焉。

求本 一病一方，一病一药，确可疗疾，但只能治正面病，而不能治反面病。换言之，能解决比较简单的单纯性疾病，而不能解决病因掩盖着的复杂疾病。如果机械不变，就无从获效，甚至可能会有相反作用。此所以治病必求于本也。

正反 诸事物均可一分为二，医学上亦是如此。仅举《内经知要》所列的病机十九条，哪一条不是以两点论来阐发精义？所以，中医临床诊病随时要从正反两方面来考虑，治法上也就有从治、逆治之不同了。

难全 医者必曰"辨证论治"，且也必曰"治病必求于本"。但是，为什么我们往往辨证不确，论治不当，要走弯路？为什么在求本方面，有时很明显的病因摆在眼前却不认识？这是什么道理呢？以我本身的体会，一因粗枝大叶，草率从事；二因阅历有限，不能鉴别；三因师承关系，囿于一隅；四因读书不多，思路狭窄。此所以欲为求全之中医，不亦难乎。

慎思 "凡事应该用脑筋好好想一想"，多想出智慧来，去掉浓厚的盲目性，方才不会厚古薄今，崇洋轻中。这对于发展中医具有指导性的意义。

源流 吾辈的一切智识都是由实践经验而得，而一切的实践经验又都由前人的启发而来。所以，没有《内经·热论》，就没有《伤寒论》，也就没有后世的温病学说。这些基本功，后学一定要好好学习，务必全面掌握，方能临阵不乱。

学医 著书者列举治愈的病案，前后有序，理法俱明，确可作为后学学习资料。然而要真正得到深刻体味，必须在临床中亲身追随以及接触到全过程。

操术 读章虚谷一段自白，感慨很深。他说："或曰，观子各篇辩论，阐发经义，反复详明，虽古名医不能过也。然子之名，不著于时，见子治病，不能即愈，得非如跛脚法师之能说不能行乎？余对曰，然也。岂不见秀才家，操笔成文，经论满纸；及其登第，从政临民，往往手足无所措。余亦如是也……可知明道犹易，操术为难也。"我们则谓未有不明医理者，而能精其术也，然必须有实践才能与理论相结合耳。所以必经实践、认识，再实践，再认识，此之谓欤。

定识 "发热待查"，这是西医病史语。中医则不然。面对病人，俄顷之间，作出判断，便处汤剂。此时此刻，非有定识于平时，曷克有定力于片刻耶？

取舍 理化诊断对临床上帮助很大，但当有取舍之处，不能被其框限。有时因患者本元虚弱，虽用大量抗菌药物，不能制其繁殖，反生霉菌。用中药调元培本，菌反自灭，这就是中医所谓"扶正逐邪"之法也。

十纲 阴、阳、表、里、寒、热、虚、实是辨证的八纲，但八纲之外，我认为不能忘记气、血两大纲。虽然阴、阳两纲中包含气血，但不如明白列出，较为醒目。

权宜 病有久暂，邪有浅深，体有强弱，年有长幼，时有四季，这些都须临证制宜，乃是古圣遗训。事实上在处理时，确有必要考虑进去。

惊搐 小儿之惊，其因有二，遇物触而惊者，由于外也。由于外者可静以安之，不药可愈。因病而惊者，动于中也。动于中者，须随证而施治矣。

热病 大凡热病，都属伤寒之类，但有伤寒与温病之区别。所以先从六经分辨，再从卫气营血考虑，则自不难分清其为伤寒耶、温病耶。然必对伤寒温病下过一番功夫，才能眼明心亮。

接方 一成不变的东西是没有的，疾病也是如此。因之病变，法亦当变。清代陆九芝说："书本不载接方，以接方之无定也。然医则全在接方上见本领。"此所以医者必须随机应变，灵活运用也。

慎药 药物各有偏性，故有"不药为中医"之说。此"中"字乃谓，若用药不当反受其害，不如不服，是为中庸之道也。每见个别公费劳保病人，不善自调摄以却病，但求常服补剂以强身，渠意服药总比不服为好，此真其愚不可及也。

停乳 婴儿急性泄泻，大便检验每多脂肪球。当此之时，假令不是坚嘱停奶两三天，虽有对症良药，亦不易见功。

甦机 小儿伏邪用药，惟宜轻清灵通之品，缓缓拨醒其气机，疏透其血络，见功较易。以其娇柔之质，非骤用重剂所能胜任也。

颈核 小儿颈下或耳前后有结核，摸之活动者，此儿禀体多弱，且内有热也。切不可作瘰疬治，须慎之戒之。

如需服药，可用消结散：黄芩（酒炒）4.5 克，炒黄连 3 克，山栀仁 4.5 克，象贝 4.5 克，昆布（酒洗）4.5 克，海藻（酒洗）4.5 克，桔梗 4.5 克，麦芽 4.5 克，元参 6 克，连翘 6 克，瞿麦 6克，薄荷叶 4.5 克。共为末，每日服 6 克，温汤调下。

头汗 小儿头汗，不必治也。小儿纯阳之体，头为诸阳之会。汗为心液，心属火，头汗者心火炎上也，乃清阳发越之象，故不必治。

自汗 小儿昼夜自汗者，气血俱热，营卫虚也，宜当归六黄汤加减主之。方用黄芪以补其卫，当归、生地以益其营，芩、连、

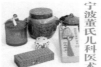
柏以泻其气血之火，用浮小麦为引入肺以除其皮毛之热。此治诸汗之要方也。

益黄散 钱氏益黄散，余常用治脾胃虚冷而呕吐泻痢者，见效迅速。但此为脾胃寒湿太甚之主剂，若云以补脾胃之虚者，则误矣。前贤有云：丁香辛热助火，若火旺则土更虚。青陈皮泻肝，亦泻肺与大肠，更虚其土。故脾胃虚者，须用钱氏异功散之类为妥善焉。

马兜铃 马兜铃能吐涌，人多不知，本草书中很少记载，但黄宫绣《本草求真》中明白指出。故小儿肺炎以后，肺气虚耗，浊痰满壅，一二月不愈者（西医谓二肺满布湿啰音，选用青、链、红霉素不能见功者），我们治以钱氏补肺阿胶散（改为汤剂）。服二三剂，每有涌吐浓痰盈碗，即获见效。钱氏此方，有马兜铃、阿胶、糯米、杏仁、大力子、甘草。虽经吐涌，而有阿胶、糯米清热降气，既补肺阴，又护胃气，则浊痰蠲除，肺脏自安。所以用得其当，效真如神。

柴胡、葛根 叶天士尝谓："柴胡劫肝阴，葛根竭胃汁。"这是指夏秋暑热，不宜再与疏泄而言。而章虚谷则曰，凡温病热盛，有时因过投寒凉，遏其欲出之势，热反盛而不退者，此时应以柴葛泄邪而去热，此《黄帝内经》所谓"火郁发之"之理也。我们每遇此等情况，效法运用，再加辛凉清热之品，确有疗效。是则要在医者之不拘执偏见耳。

人参 人参可以救人，也可以害人。余在宁波时曾治一殷商之七月小儿，因泻而脱，已弃于地，适过其门，强之进视，决其死否。余按腹尚温，诊脉不得，启口观舌，则有啼声，知其虽脱未绝。余谓能亟市野山人参一钱，试之以观效否。家属售归急炖服。次日来报，儿已活矣。再经治疗，得到回生，致谢不已。此人参活人之一事也。但服之不合其证，或不得其法，亦能害人。余目睹于抗日前，一富孀子，年十八岁。其母意欲儿体健壮，将家藏一两人参，不谙服法，一次炖服。此子从此胸闷烦扰，三昼夜不食不寐。其母焦急万分，送医院救治，知是人参关系，除补液以外，别无他法。归商于余，嘱急市生萝卜二斤，捣汁予服。连进两天，下大量宿粪后，得到解化，困顿即安，调理而愈。此又一事例也，识之以作殷鉴。

尿青 有一三岁女孩，尿出其色如青水，着肉处即溃疡成疮。父母忧之，求治于余。余谓此肝火挟心火下灼而溃烂也。用导赤散加栀子、条芩、龙胆草、甘草梢、黄柏，不五剂而安。

单方 单方验方，应用得当，确有奇效。夏秋季节，小儿患黄水疮者（俗名天疱疮），其水

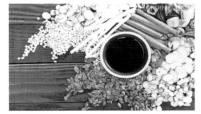

中药汤剂

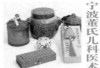

甚毒，蔓延遍体，日夜不安，大人亦可感染。用农村土方，两三天即能解决。方用鲜丝瓜叶捣汁，调六一散敷于疮面，干则再敷，毒水摄尽，其疮即平。但敷药时不能洗浴，此为避免反复感染也。

[伍] 医事佳话

麻疹是小儿常见的一种传染病。古人以麻疹"内蕴胎毒，外感天行"为其主要病因。"先发于阳，后发于阴""毒兴于脾，热流于心""脏腑皆有病症，肺经见病独多"为本病的发病机制。麻疹治疗，首重透发，"疹性喜透""疹宜发表透为先""疹毒从来解在初，形出毒解即无忧"，故"透"是治疗本病的关键。若疹不出，或一出即没，即病势逆转，从而出现一些复证、合并证，甚或出现险恶危笃证候。

董廷瑶一生历治麻疹无数，颇有见解。1958年冬，上海地区麻疹大流行，病情危重者极多。当地领导组织了各方面力量，设置了专门的病房进行抢救。董老负责中医部门的抢救工作，责任甚是艰难巨大。当时常规治疗，初起辛凉解表，中期清热解毒，末期清降泻火，但是年病势多重，并发肺炎，急转脑炎者，病情危重者多而险，死亡率高达10%以上，常规治法收效甚微。为此，董老朝夕不离医院，时刻仔细观察，发现这些患儿初起麻疹见布而两颧苍白，体温陡高，咳逆气急，鼻煽色青，疹色灰暗，或一出即没，旋因毒向内陷，合并肺炎，继而昏迷嗜睡，迅速发展成脑炎，甚至死亡。经过研究分析，麻疹以透为主，是体内所蕴之毒为时邪所诱发，必自内达外，而经血分。今痧布而两颧灰白，乃气血阻滞之象，而有谓"左颊属肝，右颊属肺，而肝主血，肺主气，气血运行失常，不能载毒外泄，毒向内陷，疹出不透"，病情急转直下。更因是年连日大雪，严冬凛寒，寒则血凝，亦影响了麻疹的透发，故改用王清任解毒活血汤一法，服一二剂后，即面色转红，血活疹透，化险为夷。此法一得运用，麻疹未齐者得齐，已没者得毒解而安，高热迅速下降，神志渐得清醒，死亡率亦降到了零数。待工作结束，统计死亡率平均为3%，董老所在工作单位亦为全市麻疹死亡率最低单位，得到了卫生局的表扬。次年5月，中央召开全国传染病工作会议，董老被推选为代表之一出席大会，并在大会上交流解毒活血法抢救麻疹逆症的成果，得到了广大同道的赞佩。在后来的麻疹诊治工作当中，这一活血解毒之法被运用其中，其疗效均得以验证。

后记

董氏儿科医术是国家级非物质文化遗产代表性项目，海派中医儿科的主要流派之一，历史渊远，至今已有二百多年。

董氏儿科的发展，既反映出了中医辨证施治的特色，也反映了时代的进步，特别是到了第四代传人董廷瑶，更是把董氏儿科医术的宝贵经验进行了较为全面系统的总结，逐步形成了一套较为完整的辨证思路和治疗方法，并在临床上取得了十分明显的效果，亦为此在全国百姓和同行中获得了极大的赞誉。裘沛然谓其"有高深的学术造诣和丰富的临床经验，医名满江南"，张镜人谓其"疗小儿痧痘及疑难杂症，莫不效如桴鼓，深受群众信任"，王静安谓其"当代杏林名师""幼儿之真谛，董先生得之矣"，王烈谓其"医德高尚，技专精长，尊古不泥古，是中医儿科界的泰斗，一代宗师"。

董廷瑶在有生之年已和众弟子一起整理编写了《幼科刍言》《幼科撷要》《中医临床家董廷瑶》《董廷瑶医案》四部著作，将董氏儿科的学术和临床经验加以整理。由于时间关系，尚有许多宝贵的临床经验未予总结。为了补其不足和给广大同道借鉴，并使之造福婴童，特整理编写了《董氏儿科医术》一书。在"推理论病，推理论治"的思想指导下，对一些新的病种作了辨证与治疗的分析，充分体现了董氏儿科的学术思想。

非常感谢浙江中医药大学校长方剑乔教授在编写过程中的指导。由于时间紧迫，加上学识有限，在学术思想论述和临床经验上尚存在着许多不足，恳请长辈与同人予以批评指正，以期在往后的工作实践中不断完善提高，并使董氏儿科医术为非遗事业、中医事业与婴童的健康做出更大的贡献。

董幼祺 董继业

责任编辑：金慕颜

装帧设计：薛　蔚

责任校对：高余朵

责任印制：朱圣学

装帧顾问：张　望

图书在版编目（ＣＩＰ）数据

宁波董氏儿科医术 / 董幼祺, 董继业编著. —— 杭州:
浙江摄影出版社, 2019.6（2023.1重印）

（浙江省非物质文化遗产代表作丛书 / 褚子育总主
编）

ISBN 978-7-5514-2442-4

Ⅰ. ①宁… Ⅱ. ①董… ②董… Ⅲ. ①中医儿科学
Ⅳ. ①R272

中国版本图书馆CIP数据核字(2019)第098521号

NINGBO DONGSHI ERKE YISHU

宁波董氏儿科医术

董幼祺　董继业　编著

全国百佳图书出版单位

浙江摄影出版社出版发行

　　地址：杭州市体育场路347号

　　邮编：310006

　　网址：www.photo.zjcb.com

制版：浙江新华图文制作有限公司

印刷：廊坊市印艺阁数字科技有限公司

开本：960mm×1270mm　1/32

印张：5.25

2019年6月第1版　　2023年1月第2次印刷

ISBN 978-7-5514-2442-4

定价：42.00元